Autor
José Mª Cepeda Diez
@chemacepeda
#SaludDigital #LetsHack

Publicado por
Salud Conectada

ISBN: 978-84-697-8879-0
Valladolid, Enero de 2018

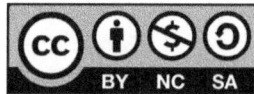

7 COMPETENCIAS CLAVE
HACIA UNA SALUD DIGITAL

SALUD**CONECTADA**

Dedicado a todas aquellas personas que piensan que siempre existe una forma mejor de hacer las cosas y trabajan cada día para conseguirlo.

ÍNDICE

INTRODUCCIÓN

La idea de escribir este libro surge a partir de una pregunta o, mejor dicho, de un conjunto de preguntas que muchos profesionales sanitarios me han planteado en alguna ocasión y que se podrían resumir en la siguiente: ¿Qué es la salud digital y por qué es importante para mí?

Es curioso porque, aunque todos podemos tener una idea sobre lo que representa este término o sus análogos (eSalud, salud conectada), lo cierto es que si le pides a diez personas que intenten hacer una definición te darán diez respuestas diferentes. Esto se debe, en primer lugar, a que la salud digital es un término paraguas que engloba muchos conceptos y que se encuentra en continua expansión, conforme aparecen nuevas tecnologías a las que buscamos su utilidad en salud. Y en segundo lugar, a que asociamos mentalmente el término digital con el tecnológico y no pensamos en salud digital más allá de los bits y las herramientas.

La cuestión es que los profesionales sanitarios nos dedicamos a trabajar con personas por lo que evitamos todas aquellas ideas y tecnologías que puedan alejarnos de ese trato y contacto humano, de forma que cuando escuchamos el término salud digital enseguida lo asociamos con tecnologías diseñadas para introducir datos o mantenernos pegados a una máquina mucho más tiempo del que nos gustaría.

Yo mismo he vivido todo ese proceso. A lo largo de toda mi carrera profesional he tenido distintos acercamientos a la salud digital sin saberlo. También he sufrido el trabajo a turnos, la concatenación infinita de contratos temporales, el hecho de aterrizar en un servicio en el que no me encontraba lo suficientemente preparado, el estrés y sobrecarga laboral, la falta de reconocimiento del sistema… Me he peleado con todo tipo de tecnologías que poco tenían que ver con mejorar la calidad asistencial y más bien parecía que estaban diseñadas para justificar el gasto. A pesar de todo ello y como muchos otros profesionales he seguido adelante impulsado por la pura motivación de ser mejor en mi trabajo, proponiendo cambios y haciendo innovación desde la base sin ni siquiera ser consciente de lo que significa este concepto.

En este camino me he encontrado con muchas herramientas, pero ha sido Internet la navaja suiza que ha liberado mi forma de entender la salud digital llevándome a ser mucho más eficaz en mi trabajo, así como más productivo y eficiente a la hora de gestionar mi conocimiento y llegar a otras personas. Solo ahora, después de dedicar unos cuantos años a intentar entender este concepto y desenmarañar todo lo que implica, me considero en situación de atreverme a dar algunas respuestas.

¿Y si te dijera que la salud digital no es un concepto tecnológico sino en una forma de mejorar como profesionales y conseguir que los ciudadanos/pacientes alcancen una salud mejor?

Seamos prácticos, dejemos de pensar en salud digital como en un concepto y hagámoslo en términos de verbo, una acción que nos permite acceder a nueva información, gestionar nuestro conocimiento de una forma mucho más eficaz, comunicar mejor nuestro mensaje y en definitiva, encontrar formas mejores de hacer lo que ya hacemos en nuestro día a día.

Alejémonos de ese concepto de Salud Digital que gira alrededor de la tecnología y pongamos el centro justo en las personas.

Personas que quieren aportar valor a la salud y que se valen de cualquier herramienta a su alcance para conseguirlo, independientemente del grado de complejidad tecnológica que esta pueda tener (desde un lapicero hasta un algoritmo de inteligencia artificial).

Este libro pretende ser un ancla entre la salud digital y la realidad cotidiana. Precisamente por esa razón escaparemos de conceptos y definiciones (para eso ya está el Manual de Inmersión a la Salud Digital) e intentaremos aterrizar este concepto 'a pie de cama', de forma que el único objetivo marcado es que todos lleguemos a entender qué es la salud digital y por qué es importante para un profesional sanitario empezar a desarrollar nuevas competencias y habilidades.

Por eso está dirigido a todos aquellos profesionales de la salud que quieren ser mejores en su trabajo, que tienen curiosidad o que buscan formas alternativas de hacer las cosas. Profesionales a los que a pesar de todas las trabas que les impone el sistema y sus quehaceres diarios, no les importa dedicar parte de su tiempo libre a buscar nuevo conocimiento que les ayude a mantenerse actualizados en su trabajo. Aquellos que ven en la formación y la investigación una vía para explorar y abrir nuevos campos. Está escrito en definitiva para todas esas personas inquietas (yo les llamo hackers) que independientemente del puesto que ocupan en su organización piensan que siempre hay una forma mejor de hacer las cosas.

Si te has sentido identificado con alguno de esos perfiles profesionales sigue leyendo. Este libro puede ayudarte a tener una visión más completa de hacia dónde va la salud digital y cuáles son las habilidades que deberías desarrollar para adaptarte a este mundo en constante cambio.

José Mª Cepeda

ÉTICA HACKER

Este libro participa de la llamada ética hacker (que nada tiene que ver con la visión negativa que ofrecen algunos medios de comunicación sobre los piratas informáticos o crackers) cuyos valores representan que el conocimiento debería ser abierto y difundido para que otras personas tengan la posibilidad de acceder a él y utilizarlo para transformar su entorno. Por esa misma razón los hackers piensan que siempre existe una forma mejor de hacer las cosas, dedicando su tiempo a resolver retos y a poner su conocimiento al alcance de otras personas de forma que, tal y como reza la ética hacker, ningún problema debería ser resuelto dos veces.

Todo cambio comienza en uno mismo, por lo que si queremos transformar nuestro entorno u organización deberíamos empezar por adquirir esos conocimientos y habilidades que nos permitan hackear el sistema en varias direcciones: de abajo arriba (un profesional entiende la necesidad y empieza a promover cambios), de arriba abajo (la dirección de la organización no solo conoce sino que es sensible y decide impulsarlo), de lado a lado (los procesos de comunicación interna impactan también de forma horizontal, creándose una cultura digital).

Hackea el sistema

¿Quieres que tus compañeros de trabajo tengan la oportunidad de saber por qué es importante que desarrollen estas competencias clave? Pues es tan fácil como aplicar la ética hacker: una vez hayas leído este libro colócalo accidentalmente sobre la mesa de la sala de personal junto al resto de revistas al lado de un cartel que diga 'no leer bajo ningún concepto'.

O mejor aún, ¿quieres que tu gestor o director entienda por qué es fundamental impulsar estas habilidades entre los profesionales de la organización? Desliza el libro cuidadosamente por debajo de la puerta del despacho de dirección, llama a la puerta y sal corriendo. Quién sabe lo que podría pasar después… ;-)

LA SALUD DIGITAL EN LA SOCIEDAD DEL CONOCIMIENTO

Uno de los mantras que más se ha repetido a lo largo de estos últimos años es el de que vivimos en un momento de cambio propiciado por la aparición de una serie de tecnologías que, con Internet a la cabeza, están transformándolo todo. Una afirmación que sin duda está demostrando ser cierta y que además de cumplirse nos sitúa al principio de un periodo de tiempo en el que el cambio va a ser la principal constante.

Pongamos primero la tecnología en contexto. Históricamente los seres humanos nos hemos rodeado de todo tipo de tecnologías para hacernos la vida más fácil y mejorar como especie. Y de manera cíclica ha sucedido algo muy curioso y es el hecho de que primero damos forma a la tecnología para adaptarla a nuestras necesidades y después ella nos devuelve el favor con una transformación social. Lo hizo la agricultura y ganadería asentando al cazador nómada, después la imprenta acelerando la difusión del conocimiento y más tarde la radio y la televisión cambiando nuestra cultura.

¿Cómo no lo iba a hacer también Internet si además ha sido la tecnología que más rápidamente ha sido adoptada a nivel mundial por el ser humano? Vaya que lo ha hecho… Internet ha cambiado radicalmente la forma en que nos comunicamos, relacionamos, accedemos al conocimiento, etc. Todos y cada uno de los sectores que han sido tocados por la varita digital se han transformado profundamente. Y otra vez la tecnología nos ha devuelto el favor en forma de una transformación social de tipo participativa en la que la mayoría ya estamos conectados, de forma que nos relacionamos con el mundo de una manera mucho más ágil y cercana a través de todo tipo de dispositivos móviles. El cambio que ha supuesto Internet en nuestras vidas es relativamente sencillo de percibir, basta con mirar a nuestro alrededor y comprobar que en cualquier situación cotidiana siempre hay una persona que está consultando su teléfono móvil.

¿Pero esta revolución digital nos hace mejores o peores?

Quizás es todavía pronto para saber el impacto real que va a tener en nosotros, pero antes de sacar conclusiones deberíamos pensar que los seres humanos somos tradicionalmente reacios a los cambios. Ya en su momento dijeron a nuestros abuelos que escuchar la radio les acabaría fundiendo el cerebro, o a nuestros padres que aquel invento llamado televisión podría convertirles en zombis. Nuevamente volvemos a hacerlo cuando valoramos negativamente el hecho de que dos personas se encuentren en una misma habitación consultando su teléfono móvil y no se miren a los ojos, mientras que puede que la razón sea que están relacionándose con otras personas con las que tienen una mayor afinidad. El tiempo nos dirá si lo digital es mejor o peor aunque mucho me temo que lo único que sabremos es que simplemente es diferente.

Una vez más, la tecnología que vino a ayudarnos a mejorar nuestra vida nos ha transformado (y lo seguirá haciendo una y otra vez), lo que se traduce en que no estamos ante un reto tecnológico sino de adaptación social, de igual forma que cuando hablemos de cambio digital en el seno de una organización no lo haremos en términos tecnológicos sino de cambio cultural a partir de la transformación en los procesos y relaciones de las personas que la conforman.

Quedémonos entonces con la idea de que la tecnología no solo nos ayuda sino que además nos transforma, y que lo digital no equivale a tecnologías sino a personas capaces de acceder en cuestión de milisegundos a océanos de información y se relacionan con otras personas de una manera distinta gracias al uso de nuevas herramientas. Ahora mantengamos esta visión y trasladémosla al ámbito de la salud, y obtendremos como resultado la salud digital. ¿Sencillo verdad? Pues no debe de serlo tanto si cuando hablamos de este concepto muchos empezamos a pensar en términos de historia clínica, receta electrónica, telemedicina, 'bigdata' o dispositivos wearables, por citar un puñado de términos relacionados.

Lo cierto es que llevamos tanto tiempo pensando en términos tecnológicos que nos cuesta trabajo hacerlo sobre personas. Por esa razón me gusta llamar a las herramientas digitales 'tecnologías de acercamiento', ya que es un término que incluye la acción o efecto que producen en las personas. Gracias a estas tecnologías tenemos la capacidad de acceder a información y adquirir nuevos conocimientos, lo que se traduce en que podemos tomar mejores decisiones sobre nuestra salud. Aproximan a ciudadanos, profesionales y organizaciones sanitarias, de forma que como profesionales sanitarios tenemos una mayor capacidad de llegar más allá de los muros de nuestras consultas; y finalmente, acercan a aquellas personas que comparten una misma enfermedad, favoreciendo el apoyo mutuo y el aprendizaje entre iguales.

"La salud digital no va de tecnologías sino de personas que se valen de distintas herramientas para mejorar su salud".

Salud digital son conversaciones

En el año 1999 se publicó el Manifiesto Cluetrain, un compendio de 95 tesis en el que sus autores reflejaron cómo pensaban que sería la transformación de los mercados tras la irrupción de lo digital. La afirmación que abría el manifiesto era toda una declaración de intenciones porque ya por entonces postulaba 'los mercados son conversaciones', un enunciado que ahora nos podría sonar a algo totalmente lógico y acorde con los tiempos en los que vivimos. Pero hay que pensar que en aquellos tiempos la llamada web social estaba en su fase embrionaria y redes como Facebook o Twitter ni siquiera existían. Por otro lado, la blogosfera era un fenómeno incipiente y los canales de información y comunicación estaban separados. Se trataba por tanto de un manifiesto totalmente disruptivo para la época, que tenía una visión muy clara de cómo la conversación acabaría irrumpiendo en la red e impregnándolo todo.

Casi 20 años después de su publicación podemos comprobar que ya vivimos en las redes sociales y que prácticamente todos los sectores han sido transformados por lo digital. Y aunque el ritmo de digitalización del ámbito de la salud no ha sido equivalente al de otros sectores, podemos afirmar sin temor a equivocarnos que la salud también son conversaciones.

Pero volvamos a poner el foco de nuevo en las personas y veremos que, en este momento, el uso de Internet en relación con la salud no se limita a las búsquedas de información, sino que participamos cada vez más de la conversación digital: muchas personas ya están buscando respuestas a sus problemas de salud en lugares como Google o foros de discusión; padres que interactúan en redes como Facebook para solucionar dudas y mejorar el cuidado de sus hijos; personas con enfermedades crónicas que utilizan aplicaciones móviles o redes de pacientes en busca del apoyo y consejo de otras personas que se encuentran en su misma situación, etc., Siendo estos solo algunos ejemplos de los usos actuales que hacemos de Internet en relación con la salud.

Y en estas conversaciones también participan las organizaciones sanitarias, las cuales ya están abriendo canales de comunicación para informar a los ciudadanos o hacerles llegar distintos contenidos y recursos que puedan mejorar su autocuidado. La comunicación digital está derribando todo tipo de barreras físicas y temporales y tiene el potencial de transformar nuestra experiencia dentro del sistema sanitario.

La salud se convierte por tanto en una mezcla de conversaciones y tanto profesionales como organizaciones tienen la capacidad de utilizar los nuevos canales digitales para relacionarse con los ciudadanos y hacerles llegar distintos mensajes de salud. No deberíamos por tanto tener miedo a la hora de experimentar con los nuevos formatos y canales porque tienen la capacidad de ampliar nuestra voz y nos permiten llegar con una mayor precisión a aquellas personas a las que nos dirigimos.

El profesional sanitario como trabajador del conocimiento

Si como ciudadanos hemos sabido adaptarnos de una forma increíblemente rápida a lo digital y lo usamos prácticamente para todo lo que hacemos, incluido la mejora de nuestra salud, como profesionales tenemos que ser capaces también de dar ese salto y adaptarnos a la salud digital. Porque nuestros pacientes quieren que entendamos este cambio y conozcamos cuáles son sus necesidades en el nuevo ecosistema digital. Muchos de ellos solicitan que les ayudemos a la hora de buscar en la red y a encontrar información de calidad que dé respuesta a sus problemas; o que les indiquemos cuáles son los recursos y herramientas que les pueden ayudar a mejorar su salud y que, del mismo modo que prescribimos fármacos o cuidados, les indiquemos cuáles son aquellas aplicaciones móviles o comunidades de pacientes que pueden ayudarles. Los profesionales de la salud somos parte de los llamados trabajadores del conocimiento, porque utilizamos todo el conocimiento que adquirimos a partir de nuestra formación y experiencia y lo aplicamos a los cuidados que ofrecemos a los ciudadanos. El reto al que nos enfrentamos como profesionales de salud del siglo XXI en la llamada sociedad del conocimiento es doble: por un lado tenemos que ser capaces de adaptarnos a este escenario de cambio social, en el que como hemos visto las reglas del juego son diferentes y los ciudadanos esperan de nosotros mucho más de lo que estamos acostumbrados a ofrecerles. Y por otro lado, tenemos a nuestro alcance nuevas herramientas digitales que tienen el potencial de ayudarnos a ser mejores profesionales.

Ser un profesional digital implica también formar parte de la cultura de la participación y de los 'co' (colaborar, compartir, co-crear), en la que existe una capacidad muy alta de producir y compartir conocimiento, así como de trabajar y resolver problemas de forma colaborativa. Teniendo todo esto en cuenta, podríamos definir entonces al profesional sanitario digital como aquel capaz de adaptarse al cambio tecnológico-social que utiliza su conocimiento y las herramientas que tiene a su alcance para desarrollarse profesionalmente y aportar valor a la salud, respondiendo así a las nuevas necesidades que plantea la sociedad en este momento.

Lo cierto es que la realidad actual dista bastante de ese ideal y muchos profesionales sanitarios todavía no están preparados para atender ese tipo de necesidades. Pero tenemos que ser capaces de convertir esa debilidad en un reto que puede ser superado mediante la adquisición de nuevas competencias. Necesitamos desarrollar nuevas habilidades de tipo digital que nos ayuden a ser funcionales en la sociedad y nos hagan mucho más eficaces a la hora de gestionar nuestro conocimiento. Los profesionales sanitarios tenemos que incluir esas habilidades en nuestra lista de aprendizajes y deberíamos adquirirlas lo antes posible, preferiblemente desde los centros de formación y universidades (o incluso antes) y seguir trabajando en ellas durante toda nuestra vida profesional.

El papel de las organizaciones sanitarias

El cambio hacia una cultura de innovación a través de la salud digital supone también un reto muy importante para las organizaciones, porque tiene la capacidad de transformar todos sus procesos.

Aunque algunos centros sanitarios ya están utilizando canales de comunicación digital y redes sociales, es importante señalar que el simple hecho de disponer de las herramientas no implica una digitalización si estas no van acompañadas de la implicación y aprendizaje en su uso de todas las personas que conforman la organización. Por eso es fundamental promover el uso de estas herramientas pero capacitando previamente a los profesionales.

La adopción de estas herramientas en el sistema sanitario no solo depende de las organizaciones sino también del papel individual que juega cada profesional dentro de él. De igual forma que sucede con los ciudadanos en el uso de tecnologías el grado de inmersión de los profesionales es muy variable: desde aquellos que únicamente las utilizan para navegar por Internet o consultar el correo electrónico, hasta los que las aprovechan al máximo para impulsar su desarrollo profesional y mejorar la asistencia a sus pacientes.

Como organizaciones debemos entender que la adopción de las tecnologías digitales por los profesionales está condicionada por una serie de factores como son:

- Las brechas digitales: que dividen a aquellos profesionales que tienen o no acceso a la tecnología en su trabajo, entre los que han adquirido las competencias necesarias para su uso y entre aquellos que perciben la utilidad que pueden tener en su trabajo y los que no lo hacen.

- La propia tecnología, tanto en su forma como en su uso: nos referimos a la facilidad y el esfuerzo que tenemos que emplear a la hora de aprender a utilizar la tecnología de manera adecuada.

- Las cargas de trabajo y la presión asistencial son algunos de los factores más señalados por los profesionales como responsables de la falta de tiempo para el aprendizaje y uso de estas tecnologías, estando relacionados directamente con aspectos organizativos.

- La presencia o ausencia de agentes facilitadores profesionales de la organización que conozcan y sepan usar estas tecnologías y que pueden actuar como catalizadores del cambio.

- El uso previo que hayamos hecho de la tecnología para otras cuestiones de nuestra vida: puede ser un factor muy importante a la hora de entender el modo en que podemos incorporar estas herramientas en nuestro trabajo. Si ya las hemos utilizado antes para fines personales será mucho más fácil que lo hagamos también a nivel profesional.

La responsabilidad en la adopción de las competencias que describimos en este libro debería ser compartida entre los profesionales y las organizaciones. Está en juego el desarrollo de la salud digital y el hecho de que tanto ciudadanos como profesionales seamos capaces de establecer nuevos modelos de relación de tipo colaborativo y alcancemos un grado óptimo de madurez en el uso de estas tecnologías, lo que revertirá con toda seguridad en una mejora en la salud de las personas.

PRESENTACIÓN DE LAS SIETE COMPETENCIAS CLAVE HACIA UNA SALUD DIGITAL

A lo largo de los próximos capítulos vamos a ir desgranando todas y cada una de las siete competencias digitales que hemos establecido como claves para adaptarnos correctamente a la salud digital, de forma que podamos aprovechar todo el potencial que tiene Internet y otras tecnologías a la hora de mejorar nuestro trabajo.

Aunque las vamos a presentar y pueden ser desarrolladas de forma individual todas ellas están interrelacionadas y forman un círculo virtuoso, de manera que el desarrollo de cada una de ellas refuerza y potencia a todo el conjunto.

Los profesionales debemos adquirir estas competencias y las organizaciones deberían potenciarlas para que se conviertan en motor de cambio hacia una cultura de innovación, de forma que podamos afrontar cualquier reto que se nos presente en salud a partir de las herramientas más adecuadas en cada caso.

Las 7 competencias clave hacia una salud digital:

Competencia nº 1 Visión innovadora
Capacidad para comprender el significado de la salud digital y adquirir una mentalidad que permita afrontar cualquier reto de tipo profesional.

Competencia nº 2 Gestión de la información
Conocimiento de los canales por los que circula la información digital y capacidad para buscar, filtrar y almacenar los contenidos de salud.

Competencia nº 3 Identidad digital
Capacidad para establecer y gestionar adecuadamente una identidad y reputación digitales.

Competencia nº 4 Red
Capacidad para construir e impulsar una red profesional a través de canales digitales.

Competencia nº 5 Aprendizaje permanente
Gestión adecuada del aprendizaje a lo largo de toda la vida profesional.

Competencia nº 6 Publicación de contenidos
Creación y distribución de contenidos de salud en diferentes formatos.

Competencia nº 7 Comunicación digital
Capacidad para captar la atención de las personas a las que nos dirigimos y de utilizar la red para difundir contenidos de valor en salud.

COMPETENCIAS CLAVE
HACIA UNA SALUD DIGITAL

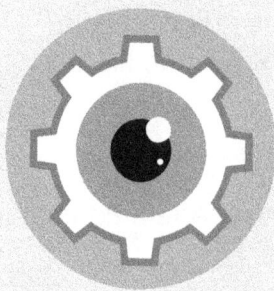

Visión innovadora

Despliega tus sentidos, visualiza el cuadro de la salud digital en su conjunto y analiza cómo evoluciona el mundo que te rodea. Comprende el significado digital. Adquiere una mentalidad innovadora y descubre cuál es el papel de los profesionales sanitarios en este nuevo ecosistema.

Gestión de la información

Conoce los canales por los que fluye la información digital y cuáles son las mejores estrategias para buscar, filtrar y almacenar los contenidos de salud, de forma que queden organizados y listos para utilizar en cualquier momento.

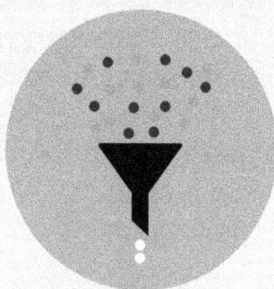

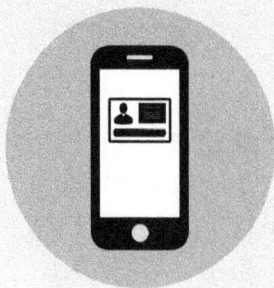

Identidad digital

Establece y gestiona adecuadamente tu Yo digital. Minimiza los riesgos y orienta tu imagen digital hacia la consecución de tus objetivo profesionales. Potencia tu identidad profesional y aprende a gestionar tu reputación.

Red

Construye e impulsa tu red profesional a través de canales digitales. Haz circular a través de ella tu conocimiento y trabaja de forma colaborativa, orientándola hacia tus objetivos profesionales.

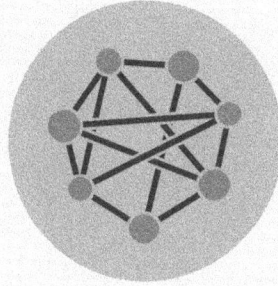

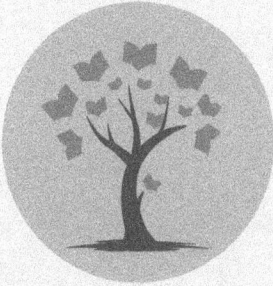

Aprendizaje permanente

Gestiona tu aprendizaje de forma eficaz a lo largo de toda tu carrera profesional. Actualiza tu conocimiento mediante nuevas formas de aprendizaje y participación digital.

Publicación de contenidos

Produce tus propios contenidos de salud en diferentes formatos y aporta valor a través de canales digitales. Impulsa el conocimiento más allá de los límites físicos de tu trabajo.

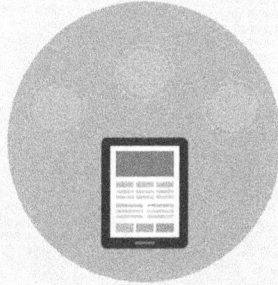

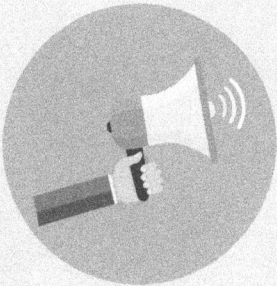

Comunicación

Capta la atención de las personas a las que te diriges, utiliza la red para difundir tus contenidos de valor en salud. Comunica de forma eficaz en entornos presenciales o digitales.

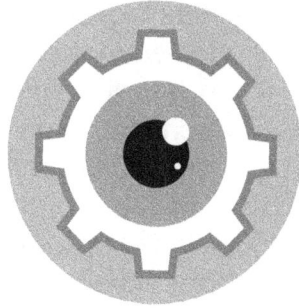

COMPETENCIA Nº 1
VISIÓN INNOVADORA

Capacidad para comprender el significado de salud digital y adquirir una mentalidad que permita afrontar cualquier reto profesional.

Se relaciona con las competencias: gestión de la información, identidad digital, red, aprendizaje permanente, creación de contenidos y comunicación eficaz.

Tal y como planteamos en el capítulo dedicado a la salud digital en la sociedad del conocimiento, las cosas están cambiando a un ritmo vertiginoso y en muchas ocasiones los profesionales tenemos la sensación de que llegamos tarde a todo, lo que nos lleva a plantearnos si estos cambios no estarán diseñados para otras generaciones a las que les hemos otorgado el don divino de saber usar la tecnología por el simple hecho de haber nacido con ella. Pero esta no es más que una de las tantas excusas que ponemos para evitar nuestra responsabilidad a la hora de asumir y gestionar el cambio. ¿Acaso no hemos nacido todos nosotros en un contexto en el que ya existían ciertas tecnologías? Por la misma regla de tres podríamos pensar que todos los que nacimos a lo largo del siglo pasado deberíamos haberlo hecho con un carnet de conducir debajo del brazo.

Por supuesto que las brechas digitales existen y nos dividen entre aquellas personas que tienen acceso a una determinada tecnología y las que no, o las que son competentes en su uso y las que aún no lo son. Pero las brechas están para salvarlas y conseguir que aquellos que aún no se benefician del potencial de una herramienta como es Internet puedan cruzar al otro lado y adquirir las competencias necesarias para poder hacerlo. Este libro pretende ser un ejemplo de cómo deberíamos prepararnos para asumir el salto hacia lo digital con garantías de éxito.

Lo digital es un hecho indiscutible y a la vez irreversible. Solo es cuestión de tiempo que nos alcance a todos sea cual sea el ámbito profesional en el que nos movamos. Si entre tanto somos capaces de formarnos y adquirir los conocimientos necesarios, estaremos listos para asumirlo en el momento que llegue.

No es una casualidad que hayamos seleccionado la visión innovadora como primera competencia a desarrollar, de hecho es la más importante a la hora de plantear cualquier cambio. Si tenemos la capacidad de construir una visión sobre nuestra evolución y cómo nos está transformando lo digital, y conseguimos llevarla a nuestro ámbito profesional, sabremos hacia dónde orientar nuestra brújula y podremos diseñar el camino por el que se debería desarrollar nuestro trabajo.

"Si no sabemos hacia donde vamos llegaremos perfectamente a ninguna parte."

Tal y como anticipamos al principio de este libro, la tecnología que creamos para ayudarnos nos está transformando y lo hace a una velocidad cada vez mayor. Lo que también nos enseña la historia es que el ritmo de aparición de nuevas innovaciones por unidad de tiempo se está acelerando, de forma que si antes se producía un crecimiento constante de tipo lineal (a más tiempo mayor número de tecnología en una relación 1/1), ahora lo está haciendo de forma exponencial (por cada unidad de tiempo se produce un número muy elevado de innovaciones). Este hecho se produce por varios motivos, siendo el primero de ellos el aumento de nuestra capacidad tecnológica (cada dos años se dobla la potencia de procesamiento) y el abaratamiento del coste en relación a su capacidad. Además porque la propia tecnología abre la puerta a nuevos desarrollos y actúa como catalizador de las siguientes. Y por último, porque cada vez estamos mejor comunicados, de forma que tenemos la capacidad de trabajar con otras personas con las que, aunque estén muy alejadas físicamente, podemos conectar y compartir conocimiento, lo que hace que la ciencia avance mucho más rápido.

Todo lo anterior se resume en que vivimos en un momento de cambio acelerado, lo que nos lleva a pensar que la habilidad más importante que tenemos que desarrollar es la de adaptación al medio. Ya lo dijo Darwin allá por el año 1859: *'No sobrevive el más fuerte y ni siquiera el más inteligente, sino aquel que es más adaptable al cambio'*.

Esta adaptación no solo implica la adquisición de nuevos aprendizajes sobre el uso de determinadas herramientas sino también la capacidad de aprender a desaprender a la misma velocidad, o lo que es lo mismo, tener una actitud de mentalidad abierta y de predisposición al cambio. Si conseguimos adquirir una visión innovadora no importará el escenario o cambio tecnológico que se nos ponga por delante, porque estaremos preparados para afrontarlo.

Disponer de una visión innovadora implica entender que la sociedad se está adaptando a lo digital y que ya no se percibe una línea divisoria entre los mundos real y virtual, o entre presencial y digital. A aunque seguimos hablando de dos realidades diferentes, se trata de algo cultural que desaparecerá con el tiempo, conforme la tecnología se vaya integrando y las nuevas generaciones que ya no perciben esa brecha se vayan incorporando al mercado laboral.

Lejos quedan los inicios de Internet en su primera fase alrededor del año 1994, en la que las páginas web estaban orientadas a ofrecer contenidos y los canales de comunicación como el IRC, chat y correo electrónico estaban disociados. En tan solo diez años fuimos capaces de conjugar la información, la comunicación y participación, fruto de lo cual nació la llamada web social o 2.0. De esta forma, el estallido de la burbuja de las '.com' dio paso al nacimiento de la web social y desde entonces los seres humanos hemos concentrado nuestra actividad digital alrededor de la participación en redes sociales.

Internet y lo digital siguen evolucionando y aparecen nuevos términos tales como la web semántica o el internet de las cosas, que nos señalan el camino hacia donde apunta la evolución de Internet: la personalización de los contenidos y la integración en Internet de millones de dispositivos con capacidad de enviar datos de forma autónoma, que nos ayudarán a automatizar muchas tareas y a que también nuestros datos de salud sean recogidos, agregados a los de millones de usuarios y analizados a través del llamado bigdata y la inteligencia artificial, con el objetivo de conocer datos de salud poblacionales, los cuales nos ayudarán también a personalizar nuestros cuidados y tratamientos de salud.

Pero si hablamos de evolución digital no podemos olvidarnos de que la tendencia tecnológica que más está impactando en este momento no se debe a un cambio en el tipo de web (que continúa siendo social), sino en una tecnología que hoy todos llevamos con nosotros y que está permanentemente conectada a la red: el Smartphone. El teléfono móvil conectado a Internet ha supuesto un cambio en la manera en que accedemos a la información y nos comunicamos, de forma que ya es la tecnología que más utilizamos para acceder de forma ubicua, justo en el momento en el que surge cualquier tipo de necesidad.

Esto implica de nuevo una transformación social, porque se ha producido un acortamiento en la distancia que existe entre la necesidad de información o comunicación y su respuesta, de forma que están cambiando nuestras expectativas sobre los tiempos que consideramos adecuados para obtener información, tener en casa la compra que acabamos de realizar en Internet y, dentro de poco, el tiempo que tarda un profesional en respondernos una consulta de salud.

El impacto que tiene el Smartphone en la sociedad y en la forma en que nos conectamos a la red continúa creciendo a un ritmo anual del 11% (frente al 3% que crece Internet), y en España hablamos de cifras de penetración que rondan el 88%. No en vano ya pasamos una media diaria de 2 horas delante de esta pantalla (un dato que probablemente seguirá creciendo durante los próximos años). Si hablamos de que más de la mitad de los ciudadanos ya realizan búsquedas de información en Internet sobre cuestiones relacionadas con la salud y que lo hacen cada vez más a través de dispositivos móviles, resulta fácil pensar que el teléfono móvil se va a convertir en el nuevo mando a distancia de nuestra de salud.

De esta forma muy pronto utilizaremos nuestros teléfonos para cualquier cosa que hagamos en este ámbito, desde pedir cita o acceder a nuestros datos de salud hasta contactar con profesionales y organizaciones, o cualquier otro servicio que podamos imaginar. Teniendo en mente que esta tecnología continúa creciendo y que va a seguir acaparando cada vez más la atención de los ciudadanos, deberíamos pensar ella siempre que planteemos cualquier iniciativa de salud relacionada con la difusión de información o servicios como una alternativa real a los actuales medios de comunicación.

Implicaciones de la visión innovadora para las organizaciones sanitarias

Para una organización sanitaria disponer de una visión innovadora y contar con profesionales que también la tengan puede suponer la diferencia entre establecer una cultura de innovación y no hacerlo. Cuando hablemos de organizaciones no deberíamos hacerlo en términos abstractos sino en personas y equipos capaces de asumir estos valores de horizontalidad, participación y colaboración, y que trabajan de forma conjunta en busca de mejorar los resultados de salud de la población. Algo que en la práctica no resulta sencillo ya que hablamos de sistemas tradicionalmente muy jerarquizados en los que introducir este tipo de cambios puede resultar complejo.

Hablar de digitalización de una organización sanitaria va mucho más allá de la adopción tecnológica e implica un cambio cultural capaz de transformar a la propia organización. Tampoco supone un objetivo en sí mismo sino que es un proceso continuo de transformación y rediseño a todos los niveles que debe contar con cada una de las personas que integran la organización.

Desde la parte estratégica la visión global implica conocer a fondo cuáles son las tendencias del espectro digital y cómo pueden influir de forma positiva o negativa en el valor que aporta la organización. El líder que desarrolla una visión innovadora se convierte en el principal impulsor del cambio digital en la organización y es capaz de fomentar la actualización de los profesionales y el desarrollo de este tipo de competencias que consiguen cambiar la cultura. Hablamos por tanto de liderazgo y gestión del talento, de tener la capacidad de detectar ese porcentaje de intraemprendedores que contiene cada organización e incorporar, coordinar y potenciar toda la innovación que surge desde la base. Todo ello permitirá entender el momento en el que se encuentra la organización y ajustar el rumbo para afrontar los nuevos retos a los que se enfrenta el sistema de salud.

Por último no debemos olvidar que el papel de los ciudadanos y pacientes dentro del sistema de salud también se está transformando. Como ciudadanos cada vez somos menos pasivos y vivimos la salud de una forma más participativa, aceptando mejor los modelos de relación de tipo horizontal, de igual a igual, que los clásicos modelos verticales de tipo paternalista. Además de empoderados estamos tecnológicamente más capacitados y participamos de la cultura digital, por lo que esperamos de las organizaciones sanitarias el mismo nivel de participación que obtenemos en otros ámbitos. El papel de las organizaciones también tiene que ser el de adaptación hacia un modelo realmente orientado hacia el ciudadano o paciente, redefiniendo sus procesos de comunicación para saber qué necesidades tiene y cómo podría mejorar su experiencia en el sistema de salud.

A nivel digital la empatía es necesaria pero no suficiente, por lo que resulta cada vez más necesario contar con la participación de los ciudadanos en el sistema de salud.

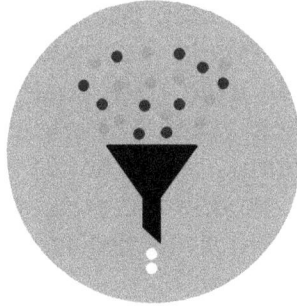

GESTIÓN DE LA INFORMACIÓN

Conocimiento de los canales por los que circula la información digital y capacidad para buscar, filtrar y almacenar los contenidos de salud.

Se relaciona con las competencias: aprendizaje permanente, red, publicación de contenidos y visión innovadora.

Aunque el concepto Sociedad de la Información lleva con nosotros más de 30 años como referencia a la transición que se produjo desde la sociedad industrial, cuando confluyeron la informática y los medios de comunicación, ha sido realmente a partir de la generalización de Internet cuando más ha sido utilizado para referirse a la democratización en el acceso, creación y distribución de los contenidos. Pero si tenemos en cuenta que la información por sí misma no resulta suficiente, parece más adecuado hablar en términos de Sociedad del conocimiento, lo que implica una capacidad para acceder a esa información y gestionarla adecuadamente con el objetivo de extraer de ella un conocimiento que sea aplicable.

En un momento en el que se calcula que prácticamente la totalidad de la información se encuentra en formato digital (en su mayor parte circulando por la red) el desarrollo de la competencia de gestionarla adecuadamente se convierte en un factor crítico de éxito para cualquier profesional. Los profesionales sanitarios, como trabajadores del conocimiento que somos, aprendemos a partir de la información y la aplicación de nuestra experiencia en un proceso de constante actualización que conforma nuestro corpus de conocimiento.

En estos momentos en un solo minuto se envían del orden de 29 millones de mensajes en WhatsApp; se ejecutan 4 millones de búsquedas en Google; y se suben a YouTube 500 horas nuevas de vídeo. Las redes sociales se han convertido en auténticas máquinas para acaparar la atención humana, por lo que tanto el exceso de información que puede llevar a una 'infoxicación' (intoxicación por exceso de información) como la falta de atención pueden llevar al traste con nuestras posibilidades de obtener aquella información que necesitamos. El reto al que nos enfrentamos es el de conseguir navegar entre los cientos de millones de bytes de información y ser capaces de extraer aquello que pueda ser relevante para nuestro trabajo.

La competencia de gestión de información implica adquirir una serie de habilidades relacionadas con buscar, filtrar, seleccionar, organizar y almacenar la información, de forma que podamos volver a acceder a ella en el momento en que necesitemos. Y para ello utilizaremos una serie de herramientas que conformarán nuestro entorno personal de aprendizaje, al que haremos referencia cuando hablemos de la competencia de aprendizaje permanente.

Búsqueda de información. Los buscadores web llevan entre nosotros prácticamente desde los inicios de Internet y aunque la mayor parte de ellos se quedó por el camino, se han convertido en la principal fuente de información y puerta de acceso a Internet. A diario utilizamos buscadores como Google para encontrar todo tipo de información en múltiples formatos (webs, documentos, imágenes, vídeos, etc.).

La misión y el éxito de los motores de búsqueda consiste en que cuando tecleamos o realizamos una búsqueda por voz lo que obtengamos se ajuste lo más posible a nuestras necesidades de información. Y para ello se dedican a rastrear e indexar los millones de páginas y documentos que se encuentran visibles en la red para después clasificarlos y organizarlos, de forma que son capaces de mostrar resultados en una fracción de tiempo insignificante. Un aspecto importante a considerar es que los buscadores dan más o menos relevancia a los contenidos de cada web en función de varios criterios, entre los que se encuentran el número de enlaces que recibe de otras páginas o la importancia que considera que tiene (tiempo que pasa un usuario leyendo el contenido). Además, los resultados que nos muestran los buscadores se encuentran personalizados en función de nuestra situación geográfica o actividad cuando navegamos por otras webs, por lo que serán diferentes para una misma búsqueda que realicen distintas personas.

Teniendo en cuenta que cuando ejecutamos una petición de búsqueda en un buscador como Google este nos devuelve los resultados que considera más relevantes entre los cientos de miles que podrían adecuarse a los términos que hayamos introducido, resulta fundamental que aprendamos a realizar búsquedas eficaces mediante el dominio de herramientas como son la búsqueda avanzada y el uso de comandos y operadores, capaces de ayudarnos a filtrar y acotar los resultados de nuestras búsquedas. Gracias a ello podemos por ejemplo excluir términos de entre los resultados, buscar una frase exacta o elegir el tipo de archivo que necesitamos (doc, pdf, jpg, etc.), por poner algunos ejemplos.

Si hablamos de información de salud, en muchas ocasiones necesitaremos también encontrar literatura científica que nos ayude a mantenernos actualizados y mejorar nuestra práctica clínica. Para ello los buscadores de tipo generalista no resultan de tanta utilidad y será el momento de acceder a buscadores específicos como es el caso de Google Académico o ir directamente a otras fuentes de información tales como revistas científicas, bases de datos y repositorios. Todas ellas cuentan con herramientas que permiten realizar búsquedas avanzadas, utilizar terminología controlada, filtrado de resultados, etc., por lo que son la opción más importante a la hora de buscar todo tipo de documentos científicos.

Finalmente, señalar que contamos también con la ayuda de redes sociales específicas para investigadores como es el caso de Academia.edu, ResearchGate o Mendeley, en las cuales no solo podemos encontrar literatura científica sino también seguir a otros investigadores y estar al tanto de su producción académica.

La red como fuente de conocimiento. No nos olvidemos tampoco del otro gran pilar sobre el que se sustenta Internet que son las redes sociales y en general nuestra capacidad de tejer una red a lo largo de todas ellas. No son una alternativa válida a la hora de buscar directamente pero sí el hecho de poder acudir a ellas a solicitar contenidos a nuestros contactos, o a partir de los contenidos que filtran aquellas personas a las que seguimos y que difunden a través de sus cuentas en redes sociales.

Monitorización y suscripción a contenidos. Otra forma excelente para obtener información de Internet consiste en desarrollar la capacidad de sintonizar las distintas fuentes de información de nuestro interés a través de herramientas de monitorización y suscripción. De esta manera la información llegará directamente a nosotros organizada.

La mayoría de las páginas web suelen contar con canales de distribución de contenidos llamados RSS o feed, que son una especie de archivos de texto con las últimas entradas y artículos que han publicado. Existen herramientas capaces de acudir a las páginas web que les indiquemos (aquellas a las que nos queramos suscribir) y recuperar esos contenidos para nosotros, de forma que tendremos centralizada en un mismo sitio toda la información que consumimos habitualmente.

Y otro servicio que hace posible que estemos al tanto de novedades sobre información de nuestro interés es el de monitorización que ofrecen algunas plataformas, como es el caso de Alertas de Google o los que incluyen algunas bases de datos científicas. Para ello introduciremos nuestros términos de búsqueda en el servicio y el sistema nos enviará regularmente todos los nuevos contenidos que incluyan esa información que estemos monitorizando.

Organización y almacenamiento de información. El siguiente paso una vez que demos con la información relevante para nuestros intereses profesionales será el de organizar y almacenar los contenidos, de forma que sean accesibles y podamos recuperarlos fácilmente cuando lo necesitemos.

Para ello podemos valernos de los llamados marcadores sociales, que suponen una evolución respecto a la sección de marcadores o favoritos que incorporan la mayoría de navegadores web, y que permiten almacenar contenidos de una forma organizada mediante la marcación o etiquetado de los mismos y la posibilidad de hacerlo en equipo o a partir de otros usuarios (de ahí su carácter social). De entre estas herramientas destacan algunas como Delicious o Diigo, que además del etiquetado permiten realizar otras acciones como son el subrayado y la adición de notas, la clasificación en listas o carpetas, el etiquetado público o privado y su almacenamiento en la nube para ser recuperados desde cualquier dispositivo.

Algunas de las herramientas mencionadas anteriormente cuando hablamos de búsqueda de información científica, también nos pueden ser de mucha utilidad a la hora de organizar los artículos y documentos que encontremos. Plataformas como Mendeley o Zotero se están convirtiendo en grandes aliados a la hora de generar documentos científicos, ya que no solo nos permiten clasificar la información sino que también nos ayudan a la hora de incluir citas y bibliografía de forma automática, ahorrando una enorme cantidad de tiempo mientras trabajamos en nuestros documentos.

Por último, otras herramientas a tener en cuenta a la hora de guardar información son los sistemas de almacenamiento en la nube, los cuales hacen posible que nuestros datos se guarden y administren de forma remota y dispongamos de un sistema de alojamiento al que podremos acceder cuando lo necesitemos, a partir de cualquier dispositivo con conexión a la red. Estos permiten además disponer de una copia de respaldo de nuestra información y la posibilidad de compartir archivos y trabajar de forma colaborativa con otros usuarios.

Curación, prescripción y difusión de contenidos. Una de las habilidades más importantes que debemos desarrollar los profesionales de la salud por el gran impacto que puede tener a nivel social es el de convertirnos en curadores (del inglés content curator) y prescriptores de contenidos. Se trata de que seamos capaces de acceder, seleccionar y difundir aquellos recursos digitales que pueden mejorar la alfabetización en salud de los ciudadanos. Algo de especial relevancia si tenemos en cuenta que prácticamente la mitad de las personas que buscan respuesta a sus problemas de salud en Internet tiene problemas a la hora de comprender la información e identificar la fiabilidad de la fuente consultada.

Si tenemos en cuenta que cada vez son más los ciudadanos que buscan este tipo de información, que el volumen de contenidos digitales aumenta de forma exponencial y que los buscadores no son capaces de responder con criterios de calidad en salud, estamos ante la necesidad clara de que profesionales y organizaciones pongamos a disposición de nuestros pacientes recursos adecuados para sus problemas de salud y de paso les enseñemos cuáles son los criterios a tener en cuenta a la hora de evaluar la información de salud que circula por la red.

Esta curación podemos hacerla de manera individual, mediante la prescripción de información y recursos de la misma forma que hacemos cuando indicamos un fármaco u ofrecemos un consejo de salud; y de forma colectiva, a través de la difusión de información medianta herramientas digitales, lo cual nos permite tener un impacto mucho mayor, porque podemos llegar de forma simultánea a miles de usuarios. Para ello podemos aprovechar la gran capacidad de difusión que tienen las plataformas de blogging o cualquiera de las grandes redes sociales que existen en la actualidad (Facebook, Twitter, Instagram, YouTube, etc.).

Implicaciones de la gestión de información para las organizaciones sanitarias

El hecho de disponer de profesionales competentes en la gestión de la información puede resultar de gran interés para una organización sanitaria, a la hora de generar repositorios de contenidos de salud de calidad que puedan ser dirigidos hacia los ciudadanos. Además una buena gestión de la información mejora la circulación de información dentro de la organización, lo que redunda en una mejor formación y actualización de los profesionales.

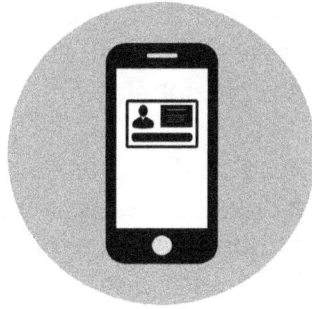

COMPETENCIA Nº 3
IDENTIDAD DIGITAL

Capacidad para establecer y gestionar adecuadamente una identidad y reputación digitales.

Se relaciona con las competencias: red, aprendizaje permanente, creación de contenidos, comunicación eficaz y visión innovadora.

Búsquedas en Internet, participación en redes sociales, comentarios en blogs, compras, visitas, likes, etc. La cultura digital que ha surgido a partir de la llamada web social o 2.0 nos ha hecho partícipes de la conversación global a la vez que ha expuesto nuestra identidad, de forma que cada una de nuestras acciones en la red va dejando pequeña huellas o rastros cuya suma conforma nuestra identidad digital.

Si hasta hace pocos años nuestra identidad pública se limitaba al plano presencial, hoy en día el uso de tecnologías como Internet supone asumir en mayor o menor grado la pérdida del control sobre nuestra exposición, ya que nuestra identidad no solo se configura a partir del rastro que dejamos en la red sino que depende también de lo que otras personas puedan decir sobre nosotros Si a ello le sumamos que el alcance que puede tener esta información puede ser muy elevado, resulta que nuestra impronta y presencia digital son cada día más fuertes, por lo que resulta crucial que aprendamos a gestionar y modular nuestra presencia digital en función de nuestros objetivos personales o profesionales.

Para un profesional de salud disponer de una identidad digital sólida y bien trabajada puede suponer una serie de beneficios. Los más evidentes son aquellos que se relacionan directamente con nuestra reputación profesional, de forma que trabajar nuestra 'marca' o identidad profesional puede ayudarnos a tener un mayor alcance y a establecer o mejorar la relación de confianza con las personas a las que nos dirigimos. Por otro lado puede favorecer nuestro desarrollo profesional, porque la identidad va a ser visible para nuestra red y nos va a situar como profesionales 'que se dedican a' o 'que son expertos en' o simplemente 'con intereses hacia', lo cual va a fortalecer nuestra capacidad para conectar con otros pares, a los que incluiremos en nuestros entornos personales de aprendizaje. Y en el caso de la investigación tiene una relevancia cada vez mayor, porque el hecho de disponer de una identidad digital adecuada puede ayudarnos a potenciar la visibilidad de nuestra producción científica y conseguir un nivel más alto de influencia académica. Finalmente, una identidad digital nos puede ayudar a generar nuevas oportunidades laborales o desarrollar una actividad profesional fuera del ámbito asistencial tradicional.

Nuestra identidad digital podrá ser mejor o peor, en función de nuestro grado de exposición y de nuestra capacidad para gestionarla adecuadamente. Pero sin duda será, porque hoy en día resulta muy difícil no tener una identidad digital o que ésta se encuentre disociada de nuestra identidad tradicional. De esta forma, nuestra capa digital se superpone e integra con la presencial, formando una sola identidad que se expresa a través de los distintos canales de comunicación.

El hecho de establecer nuestra identidad digital es un proceso irreversible e inevitable, ya que no solo depende de aquella información que aportemos de nosotros mismos sino que también se nutre de las aportaciones de otras personas. Esto supone que aunque no participemos activamente de su construcción es muy posible que ya esté establecida a partir de datos sobre nuestra persona que ya circulen por la red.

Cuando hablamos de ser competentes en establecer una identidad digital lo hacemos en términos de construir una imagen personal y profesional acorde con nuestros objetivos y de adquirir las habilidades necesarias para controlar la visibilidad e incrementar nuestra reputación profesional, a la vez que somos capaces de monitorizar nuestra presencia mientras evitamos los riesgos asociados a una mala gestión de esta identidad.

1.Construcción externa: no trabajar la identidad digital deja en manos de otras personas su construcción.
2.Exposición de datos no deseados: por un uso incorrecto o inadecuada configuración de perfil y privacidad en redes sociales.
3.Cesión de datos personales: por la aceptación de uso de nuestra información al registrarnos en distintas plataformas y redes.
4.Secuestro de cuentas y suplantación de identidad: debido a una mala gestión en el acceso y uso de contraseñas en las aplicaciones.
5.Malinterpretación de los mensajes emitidos: por desconocimiento de las reglas implícitas a cada plataforma y la falta de comunicación no verbal.
6. Permanencia de publicaciones no deseadas: porque la información en Internet perdura a lo largo del tiempo y puede exponer información no deseada.
7. Uso inadecuado de contenidos: por desconocimiento de los aspectos relacionados con la protección y uso de licencias.
8. Incumplimiento de la legislación de protección de datos: por recabar o exponer información protegida de otras personas.

Principales riesgos asociados con la gestión de la identidad digital

La identidad digital nace en el momento que alguien incorpora a Internet información que haga alusión a nosotros y crece a partir de nuestra participación o las aportaciones de otras personas, lo que equivale a que tanto nuestras acciones como también las omisiones construirán nuestra identidad digital y tendrán más o menos valor en ella en función de su relevancia y del canal por el que se distribuyan.

Nuestra reputación es uno de los activos intangibles más importantes que tenemos los profesionales sanitarios, de forma que gozar de una buena reputación equivale a ser identificado con valores como la responsabilidad, confianza y competencia profesional. Este activo también ha trascendido a la esfera presencial, conformándose a partir de lo que sucede en el plano digital y con un potencial de alcanzar a un número elevado de personas. Y aunque se trate de una percepción externa y subjetiva sobre la que no ejercemos el control sí que podremos participar en su construcción, mediante la aportación de nuestro valor como profesionales de salud.

Resumiendo, la identidad sería la suma de las huellas que vamos dejando en la red, mientras que la reputación online constituye la opinión que tienen otras personas sobre nosotros como profesionales. El hecho de disponer de una identidad sólida y una buena reputación digital puede ser un factor decisivo si nuestro objetivo es establecer una 'marca profesional' y conseguir ser influyentes para un determinado colectivo.

La influencia sería el último paso en la construcción de nuestra identidad y reputación digital, estando asociada a una buena estrategia de comunicación digital.

Pasos para la construcción de una identidad y reputación digital

1. Definición de objetivos. En primer lugar debemos plantear cuál es nuestro objetivo profesional y qué grado de exposición o visibilidad buscamos. Si por ejemplo queremos ofrecer una imagen profesional que nos permita conectar con otros profesionales, deberíamos enfocarnos en definir aquellos campos en los que somos expertos y mostrarlos en las redes adecuadas para ello. Por otro lado, si nuestro enfoque es el de conectar con ciudadanos o pacientes nuestra estrategia se dirigirá a mostrar nuestro valor profesional. Y en el caso de querer impulsar nuestra actividad investigadora tendríamos que trabajar en redes y canales de distribución académicos.

2. Establecer el punto de partida. Es importante conocer el punto en el que se encuentra nuestra identidad digital. Para ello podemos acudir a buscadores a ver qué se está diciendo de nosotros en la red. De esta forma sabremos cómo es nuestra presencia digital actual y tendremos una base desde la que empezar a construir o adoptar medidas correctoras en caso necesario.

La monitorización es el proceso de escucha, cuantificación y análisis de los contenidos presentes en los medios digitales. Todos deberíamos establecer una monitorización mínima de nuestra identidad digital para saber qué dicen otras personas de nosotros y qué aspectos debemos mejorar para prevenir la aparición de futuros problemas. Existen varias herramientas que nos permiten hacer esta monitorización, tanto de forma activa (por ejemplo un buscador) como pasiva (el servicio de alertas de Google).

Puede ser relevante también hacer una monitorización de las principales redes sociales (a través de las notificaciones o el seguimiento de nuestras menciones), para ver qué dicen de nosotros otras personas. Y en el caso de que desarrollemos una actividad investigadora deberíamos aprovechar el potencial que tienen los indicadores académicos para llevar un control del impacto y difusión que tienen nuestras publicaciones científicas.

Finalmente existen herramientas destinadas a medir nuestra influencia en redes sociales que se basan en la cuantificación del impacto que tiene en otras personas todo lo que publicamos, y constituyen una buena forma de ver cómo interaccionamos en la red y la difusión que tienen los contenidos que compartimos.

3. Construcción activa. El proceso de construcción de nuestra identidad digital parte de un proceso activo de incorporación de distintos elementos. Los primeros serán los más importantes y constituirán la base sobre la cual iremos depositando nuevos ladrillos que la harán más sólida y servirán a la vez para mejorar nuestra visibilidad y reputación profesional.

Partiendo de los resultados de la búsqueda de nuestro 'yo digital' (ego-surfing) podremos ver cómo es nuestra presencia en Internet y qué elementos tenemos que construir primero. Nos fijaremos sobre todo en la primera página de resultados, ya que será la que verán otras personas cuando realicen una búsqueda sobre nuestra persona. Buscadores como Google priman los resultados sobre determinadas páginas como la Wikipedia y redes como LinkedIn, Facebook y Twitter, aunque también muestran publicaciones en blogs y foros, así como imágenes vídeos y noticias que puedan ser relevantes.

La construcción de nuestra identidad digital será un proceso activo de incorporación de contenidos en distintos formatos (textos, imágenes, vídeos, etc.) y de participación en redes sociales, por lo que va a requerir por nuestra parte de una actitud abierta, participativa y activa asociada a la adquisición simultánea de nuevas habilidades y competencias en el uso de estas tecnológicas.

Las redes y plataformas más importantes y que pueden ayudarnos en el proceso de creación de una identidad digital son:

- LinkedIn: es la red de profesionales por excelencia en la que debería estar todo aquel que desee tener una identidad digital sólida, ya que suele aparecer entre los primeros resultados de los buscadores. Es una red ideal para mejorar nuestra identidad y reputación profesional. Su principal valor respecto a otras redes sociales es que el contenido que aparece en el perfil es elaborado por el propio usuario.

- About.me: es una red que, a diferencia de LinkedIn, no está tan enfocada a mostrar el currículum profesional sino que sería el equivalente digital a la tarjeta de visita tradicional. Permite subir fotos y un resumen de nuestra actividad profesional y redes sociales en las que participamos.

- Facebook: continua siendo la red social más utilizada y permite establecer contacto con otras personas. Aunque su uso más habitual es de tipo personal, cada vez son más los pacientes y profesionales que la están utilizando para compartir contenidos y conversar sobre salud.

- Twitter: es una de las redes más importantes a la hora de establecer contacto y generar conversación con otros profesionales, gracias a la inmediatez, cercanía y las posibilidades que ofrece.

- Instagram: red social que está creciendo mucho sobre todo en el sector profesional más joven y que nos puede ayudar a construir nuestra identidad de una forma muy visual.

- Redes científicas como ResearchGate, AcademiaEdu, etc.: permiten mostrar en ellas un currículum académico y dar visibilidad a nuestros contenidos y publicaciones científicas.

4. Fortalecimiento y potenciación de la identidad digital. Una vez establecida una identidad digital el objetivo irá encaminado a reforzar y a mejorar la reputación profesional, porque construir una identidad digital sólida va más allá de crearse un perfil en redes sociales y requiere la suma de una serie de conocimientos y actitudes a lo largo del tiempo en un proceso de mejora continua.

No deberíamos confundir visibilidad con reputación. Atesorar una alta visibilidad no es sinónimo de tener una gran reputación, como tampoco disponer de buena reputación equivale necesariamente a tener una gran visibilidad en Internet. Aunque también es cierto que todo el valor que aportemos en Internet puede ayudar a mejorar la percepción que otras personas tienen de nosotros.

Existen una serie de acciones que nos pueden ayudar a fortalecer nuestra presencia digital y mejorar la reputación profesional:

- Producción de contenidos: todo lo que aportemos en la red empezará a formar parte de nuestra identidad y reputación profesional, por lo que generar nuestros propios contenidos puede ayudarnos a la hora de mostrar distintos aspectos de nuestra actividad profesional. Disponer de un espacio digital como una página web o escribir un blog puede ser muy relevante para posicionar nuestra identidad profesional.

- Conversación en redes sociales: estar en redes sociales y participar en aquellas conversaciones en las que podamos aportar puede ayudarnos a mostrar nuestro valor profesional.

- Curación de información: una excelente forma de aportar valor y de posicionarnos como expertos es filtrar y compartir aquellos contenidos generados por terceras personas que nos parezcan relevantes para nuestro sector, porque nos convertiremos en una fuente de información a la que acudirán otras personas.

• Participación en directorios de salud: los distintos directorios profesionales que existen en la red son espacios muy bien posicionados por buscadores y a los que acuden muchos pacientes en busca de profesionales. Si nuestro objetivo es el de llegar a la población para ofrecer servicios profesionales deberíamos dedicar un tiempo a registrarnos y a completar la página de perfil. Algunos incorporan también la posibilidad de resolver dudas a sus usuarios, por lo que resolverlas nos puede ayudar a mejorar nuestra visibilidad y reputación profesional.

Implicaciones de la identidad digital para las organizaciones sanitarias

Contar con profesionales capaces de trabajar su identidad digital puede suponer una serie de ventajas para las organizaciones sanitarias. En primer lugar porque se produce un aumento de su visibilidad de forma indirecta, a partir de la imagen que reflejan sus profesionales en estos espacios, que actúan en muchos casos como embajadores de la organización. Supone además una mejora en términos de comunicación externa, ya que los profesionales serán capaces de mostrar adecuadamente su imagen a través de los canales digitales, evitando todos los riesgos asociados. Y finalmente, el hecho de que los profesionales trabajen su reputación en el medio digital también repercute positivamente en la organización, ya que contar con profesionales reputados influye positivamente en su imagen.

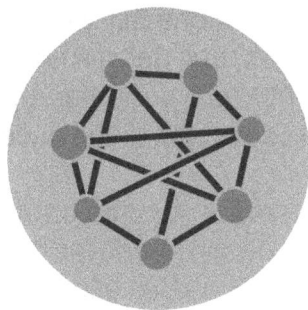

COMPETENCIA Nº 4
RED

Capacidad para construir e impulsar una red profesional a través de canales digitales.

Se relaciona con las competencias: identidad digital, gestión de la información, aprendizaje permanente, creación de contenidos, comunicación eficaz y visión innovadora.

En un mundo digitalizado en el que la red ha adquirido una gran relevancia podemos afirmar que somos lo que conectamos. Internet ha echado por tierra la teoría que dice que todos los seres humanos del planeta estamos conectados a través de seis grados de separación y nos ha puesto a la distancia de un solo click. La llamada web social que surgió como una segunda evolución de Internet, en la que el foco dejó de estar en los contenidos para estar en las personas, se ha consolidado a lo largo de estos años y las redes sociales se han convertido en las auténticas protagonistas de la conexión y participación.

Nos encontramos por tanto en un escenario de juego totalmente diferente al que estábamos acostumbrados, en el que tenemos a nuestro alcance todo el conocimiento y una masa crítica de profesionales de todos los ámbitos de la salud y de fuera de ella, con los que podemos conectar y de los que aprender. Por no hablar de los pacientes, que del mismo modo que acuden a la red para hacer sus compras o contratar un viaje, cada vez más buscan contenidos y respuestas a sus necesidades de salud.

Una de las competencias fundamentales en este nuevo ecosistema digital es el desarrollo de las habilidades necesarias para construir redes profesionales eficaces, por las que poner a circular nuestro conocimiento y de las que extraer todo aquello que resulte de valor para nuestro trabajo. En estos momentos no es mejor profesional el que más conocimiento atesora sino el que es capaz de activar y movilizar su red para acceder a aquella información y recursos que necesita, y trabaja de forma colaborativa gracias a herramientas digitales con otros profesionales que pueden encontrarse a miles de kilómetros de distancia.

Para entender mejor el valor que tiene la red tenemos que dejar de pensar en Internet como en una tecnología por la que circula contenido y hacerlo en términos de grupos de personas con intereses personales y profesionales comunes y que colaboran y participan a gran escala. La diferencia es sutil pero muy importante, porque no siempre hará falta que acudamos a un buscador para encontrar un determinado artículo sino también ser capaces de usar las redes sociales para seguir e interactuar con otros profesionales referentes en nuestro campo de trabajo. Las posibilidades son infinitas y la red tiene la capacidad de adaptarse a nuestras necesidades, de forma que tal y como la configuremos, trabajemos y alimentemos, así será su respuesta.

Las redes sociales se configuran por tanto como los grandes espacios digitales en los confluyen todo tipo de personas, de forma que no solo nos pueden ayudar a construir nuestra identidad digital sino que además resultan perfectas para impulsar nuestra red profesional. Pero no deberíamos pensar en ellas como meros canales de distribución para nuestros contenidos sino hacerlo sabiendo que cada red social tiene sus reglas de participación y matices propios que las diferencian del resto. Por esa razón resulta fundamental que antes de trabajar en ellas dediquemos un tiempo a conocer sus diferencias y cuál es el contexto y tono de participación.

Más allá de los 'me gusta' o los retuits, existe todo un ecosistema formado por profesionales que utilizan las redes sociales como medio para conectar con otras personas con las que comparten intereses, de las que pueden aprender a través de los contenidos que circulan por ellas y sobre todo, mediante la conversación que se genera en estos espacios.

Twitter. Es quizás la red social más interesante en estos momentos para un profesional de salud. Su diseño y características hacen que sea ideal para estar al día sobre cualquier tema, permitiendo conversar de una forma muy ágil con cualquier usuario. En Twitter participan muchos profesionales sanitarios que están compartiendo información de interés sobre gran cantidad de temas relacionados con la salud. La capacidad para poder seguir a cualquier persona y estar al tanto de lo que comparte, y la agilidad en las conversaciones que se generan sobre salud alrededor de los llamados hashtags o etiquetas, hacen que esta red sea la preferida de muchos profesionales.

LinkedIn. Es otra de las plataformas más importantes a la hora de construir nuestra red, porque en ella son los propios profesionales los que incluyen un currículum e intereses con la finalidad de que generar oportunidades y conexiones profesionales. Aunque no es tan dinámica como otras redes sociales por ella circulan contenidos de alta calidad y existen grupos profesionales muy interesantes.

Facebook. Es la red más veterana de todas las que aglutinan en este momento la conversación y aunque está más orientada a conectar de una forma más personal, muchos profesionales la están utilizando para compartir contenidos de salud, generar conversación a través de los comentarios y sobre todo, a partir de los grupos temáticos en los que participan muchos profesionales.

Instagram. Aunque empezó como una red muy visual en la que sus usuarios compartían imágenes y más recientemente vídeos de todo tipo, está creciendo con intensidad, sobre todo entre los sectores de profesionales más jóvenes y muchos ya la utilizan para construir su red de contactos y reflejar en ella sus experiencias y aprendizajes profesionales.

Redes científicas como ResearchGate, Mendeley o AcademiaEdu se centran en conectar a investigadores, los cuales comparten su producción científica y crean nuevos lazos con otros profesionales.

Herramientas de mensajería como WhatsApp, Facebook messenger, Telegram o Snapchat, aglutinan también gran parte de la conversación en salud a través de las interacciones que se producen de forma directa y los diferentes grupos.

Un profesional con competencia para trabajar en red es capaz de utilizar las redes sociales, crear y gestionar grupos de trabajo colaborativos, impulsar proyectos a partir de una idea en los que involucrar a otros profesionales, e incluso desarrollar redes y comunidades profesionales para estimular el aprendizaje informal.

Por todo ello, además del conocimiento en el uso de redes sociales debemos también aprender a utilizar las distintas herramientas de trabajo colaborativo que permiten ampliar el concepto de trabajo en equipo, potenciando la comunicación entre profesionales y la coordinación a la hora de aprender en grupo y construir conocimiento. Mediante el trabajo colaborativo cada miembro del grupo aprende más de lo que aprendería si estuviera solo y este conocimiento se produce a partir de las interacciones con otros profesionales, por lo que el resultado es muy enriquecedor y supera la suma del trabajo individual de cada miembro. El éxito de este tipo de trabajo en equipo no reside tanto en el uso de una u otra herramienta sino en la capacidad, implicación y habilidades de sus miembros. De esta forma está condicionado a que todos los miembros tengan claras sus responsabilidades y cooperen para construir un proyecto común.

El nacimiento de la llamada computación en la nube ha permitido el desarrollo de aplicaciones que permiten cubrir nuestras necesidades a la hora de procesar, compartir y almacenar información de forma colaborativa. Las posibilidades que ofrecen estas nuevas herramientas digitales son muy amplias y permiten por ejemplo que varias personas puedan trabajar sobre un mismo contenido desde distintos lugares geográficos, simplemente conectándose desde una página web o aplicación móvil. De esta forma surgen nuevas herramientas dedicadas a compartir información que explotan las capacidades de edición colaborativa y comunicación entre usuarios. En ellas tenemos la capacidad de crear y compartir documentos sobre los que pueden editar varias personas de forma simultánea, subir todo tipo de recursos e interaccionar con el resto de usuarios.

Mencionaremos por último las plataformas de publicación en línea denominadas wikis, que son un tipo de publicación web cuyas páginas se editan directamente desde el navegador y pueden ser modificadas por varios usuarios. Esta forma de generar contenidos convierte a este tipo de plataformas en una excelente herramienta para trabajar de forma colaborativa alrededor de un tema, por lo resultan ideales para generar nuevo conocimiento. El ejemplo más conocido es la famosa Wikipedia escrita por miles de voluntarios en todo el mundo y que contiene más de 43 millones de artículos escritos en 284 idiomas. Este tipo de publicación ha supuesto un cambio disruptivo a la hora de generar información estructurada de forma colaborativa.

Implicaciones de la red para las organizaciones sanitarias

La capacidad de potenciar las redes de trabajo supone una ventaja competitiva y de gran valor para cualquier organización, ya que mejora los procesos de conexión, participación y comunicación entre sus profesionales, lo que redunda en una mejor coordinación y una gestión más eficiente del conocimiento que contienen. Trabajar en red permite el impulso de grupos de trabajo e investigación entre los profesionales de una organización, convirtiéndose en auténticos motores de cambio y de innovación.

Las clásicas herramientas de comunicación interna tienen que dejar paso a las nuevas intranet de tipo social, las cuales sustituyen los flujos de información unidireccionales facilitando la comunicación de tipo horizontal y el trabajo colaborativo entre todos los nodos que componen la organización, y configurándose como ecosistemas por los que circula la información y comunicación, ofreciendo a los profesionales los espacios y herramientas necesarias para la realización de su trabajo.

Finalmente estas redes deben transcender más allá de las propias organizaciones y configurarse de forma que puedan integrar a nodos externos y conectar a los profesionales con otros pares y personas de fuera del sistema que pueden ayudar a enriquecer la red. Las organizaciones dejan de ser silos aislados de conocimiento y se convierten en ecosistemas conectados y permeables al cambio.

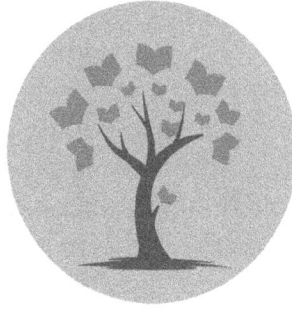

COMPETENCIA Nº 5
APRENDIZAJE PERMANENTE

Capacidad para gestionar adecuadamente el aprendizaje a lo largo de toda la vida profesional.

Se relaciona con las competencias: gestión de la información, red, identidad digital y visión innovadora.

Si la capacidad para adquirir conocimiento ha sido siempre un activo muy importante para los profesionales sanitarios, lo va a ser todavía más en un momento que hemos definido de cambio en el que todo evoluciona muy rápido y el volumen de información crece a pasos agigantados. De esta forma, el valor de un profesional no va a depender tanto de la cantidad de conocimiento que atesore sino de su capacidad para aprender lo que necesite en cada momento de una manera continuada. La capacidad para aprender se convierte así en una competencia crucial en nuestro desarrollo profesional y como fortma de impulsar la cultura de innovación dentro de las organizaciones.

Hasta hace relativamente poco tiempo nuestro aprendizaje formal se producía fundamentalmente en entornos de tipo presencial como la universidad, centros asistenciales y de formación, al que sumábamos todo el aprendizaje informal obtenido de nuestro trabajo y a partir de la participación en jornadas y congresos. Pero las cosas están cambiando y hoy en día tenemos a nuestra disposición nuevos espacios y canales digitales por los que fluye el conocimiento y en los que podemos conectar con otros profesionales, así como nuevos formatos y metodologías de aprendizaje. En este momento estamos a un solo click de distancia de todo tipo de contenidos en múltiples formatos, artículos, revistas científicas, etc.; podemos realizar cursos en línea a través de plataformas de formación, así como participar en todo tipo de eventos a través de Internet o incluso colaborar con profesionales de cualquier parte del mundo gracias a herramientas de trabajo colaborativo.

Los profesionales invertimos una importante cantidad de tiempo para estar actualizados y la tendencia actual es a que el aprendizaje deje de producirse en momentos puntuales de nuestra carrera profesional y pase a ser de forma permanente y en cualquier momento, justo en el momento en que lo necesitemos. La formación está saliendo de los entornos clásicos de aprendizaje para integrarse en nuestra actividad profesional. Necesitamos por tanto desarrollar habilidades clave para potenciar este aprendizaje permanente y utilizarlo para ser capaces de adaptarnos y desenvolvernos, sea cual sea el cambio profesional que tengamos por delante.

A la hora de adquirir competencias para gestionar nuestro aprendizaje dentro del ecosistema digital toma relevancia el concepto de Entorno Personal de Aprendizaje (EPA o el más conocido PLE del inglés Personal Learning Environment), el cual hace referencia al conjunto de herramientas, fuentes de información, redes y actividades que utilizamos para alcanzar nuestras metas de aprendizaje. Trasladado a nuestro ámbito sería la forma que tenemos los profesionales de salud de dirigir nuestro propio aprendizaje, es decir qué necesitamos aprender, qué itinerario formativo escogemos, qué personas de nuestra red activamos y cuáles son esas fuentes de información de las que podemos extraer toda la información que puede aportar valor a nuestro aprendizaje. Hablamos por tanto de una combinación de estrategias, herramientas y redes profesionales. Podemos señalar dos características principales que dotan al PLE de su potencia como concepto. En primer lugar, la capacidad de integrar los aprendizajes formal e informal; y en segundo lugar, que el enfoque no está en las herramientas que utilizamos sino en el uso que hacemos de ellas para tomar el control de nuestro desarrollo profesional.

Necesitamos por tanto adquirir una serie de habilidades a la hora de crear, integrar y desarrollar nuestro PLE. Disponer de una actitud abierta y ganas de aprender son los principales motores de cualquier aprendizaje. Además, tenemos que asumir que no podemos abarcar todo pero que podemos aprender de todo. Por otro lado, hay que pensar que como profesionales estamos en constante evolución y lo que sabemos hoy puede que no sea tan importante mañana.

Para hacer una buena gestión del conocimiento en salud y establecer nuestros entornos personales de aprendizaje podemos definir una serie de fases:

1. Fase de agregación: partiendo de una planificación previa, realizaremos una búsqueda para identificar cuáles son las fuentes de información más relevantes.
2. Fase de filtrado: consiste en el análisis de la información recibida y la separación de los elementos de valor, que son almacenados para su posterior procesamiento.
3. Dar sentido: se trata de introducir los contenidos en nuestro propio contexto y de trabajar con la información de forma individual o colectiva, sintetizando y aportando nuestro valor.
4. Difusión: comunicación y puesta de nuevo en circulación de los contenidos.

Implicaciones del aprendizaje permanente para las organizaciones sanitarias

Las organizaciones sanitarias también giran alrededor del conocimiento, por lo que resulta fundamental definir cuáles son los espacios y tecnologías que utilizaremos para su difusión. Si trasladamos el aprendizaje al ámbito de las organizaciones sanitarias, uno de los grandes retos que tienen por delante es el de crear una cultura de aprendizaje entre sus profesionales. Porque cuando cada profesional adopta un cambio de comportamiento en su aprendizaje y se desarrolla profesionalmente la organización también se transforma.

El objetivo es crear lo que Peter Senge denóminó en el año 1990 'Organizaciones que aprenden', definiéndolas como aquellas en las que sus integrantes no pueden dejar de aprender porque el aprendizaje forma parte del tejido cotidiano. Son organizaciones que contienen en su ADN una cultura de aprendizaje, lo que les permite adaptarse a los cambios y lidian mejor con la complejidad y la incertidumbre.

A la hora de hablar del tipo de conocimiento que existe en una organización podemos diferenciar dos grandes esferas: el conocimiento explícito, que es aquel que puede ser almacenado, estructurado, codificado y distribuido, mediante expresiones, procedimientos y manuales, y que puede ser transmitido fácilmente entre profesionales; y el conocimiento tácito, que forma parte de nuestro modelo mental y es fruto de la experiencia personal de tipo intangible y que no podemos estructurar, almacenar ni distribuir. Este último resulta más difícil de gestionar y al mismo tiempo es el que tiene más posibilidades de producir ventaja competitiva, ya que es imposible de copiar o imitar.

Ambos tipos son muy importantes, pero la conversión entre ellos es la que permite que se cree conocimiento en una organización:

1. De tácito a tácito, a través de la socialización y la creación de campos de interacción en los que participantes compartan experiencias y modelos mentales.
2. De tácito a explícito, a partir del diálogo o de la reflexión compartida
3. De explícito a explícito, a través de las redes de conocimiento.
4. De explícito a tácito, mediante aprender haciendo.

Las organizaciones de salud no deberían vivir ajenas al potencial que puede tener una gestión adecuada de todo el conocimiento que contienen, porque supone para ellas una serie de ventajas, entre las que destacan el hecho de disponer de profesionales más formados y motivados, pacientes más comprometidos y finalmente, instituciones más visibles, permeables a la innovación y competitivas.

La gestión del conocimiento implica el diseño de estrategias y la creación de ecosistemas o comunidades en los que puedan conectar los profesionales para aprender unos de otros, así como la necesidad de generar espacios en los que almacenar la información generada y a los que se pueda acudir en busca de nuevo conocimiento.

Las plataformas de tipo intranet juegan un papel muy importante en el aprendizaje porque permiten la interacción de los profesionales y se configuran como los puntos de encuentro en los que las instituciones pueden centralizar todas las tareas de comunicación interna, formación e información, así como la facilitación de herramientas de apoyo a la asistencia, docencia e investigación. Se trata de espacios en línea que permiten construir conocimiento a partir de los contenidos y relaciones que se generan entre los profesionales que integran la organización y que ponen a su disposición sistemas para la difusión de conocimiento (documentos, enlaces, etc.), así como espacios para la participación informal alrededor de distintas temáticas.

- Capacidad para identificar las fuentes de conocimiento tanto de la propia organización (intraemprendedores) como de otros entornos.
- Integración de diseñadores de estrategias de aprendizaje capaces de identificar los campos del conocimiento críticos para la organización y de crear los ecosistemas y entornos de interacción necesarios.
- Gestión adecuada de los conocimientos explícito y tácito.
- Orientación de rutinas y procesos hacia la gestión del conocimiento.
- Incorporación de nuevas formas de aprendizaje tales como son las comunidades de práctica, los grupos de trabajo colaborativo mediados por tecnologías, la formación en línea, etc.
- Disponer de estrategias de comunicación dentro de la organización para hacer partícipes de la cultura de aprendizaje a los profesionales.

Factores de éxito en la gestión del conocimiento por una organización de salud.

Lejos de estar en una situación ideal en la que las organizaciones son capaces de retener y atraer el conocimiento, todavía son muy pocas las que disponen de estrategias globales, desarrollándose sobre todo acciones puntuales, poco integradas y que habitualmente se limitan a la creación de repositorios de contenidos, cursos de formación en plataformas digitales o el desarrollo de proyectos aislados de formación a través de comunidades de práctica.

En la era de la web social no tiene ningún sentido que las redes profesionales se configuren como silos aislados de conocimiento, por lo que estos sistemas deberían evolucionar hacia modelos de Intranet Social en los que toda la información y el conocimiento que contienen circulen de forma abierta y puedan ser compartidos tanto dentro de las propias instituciones como externamente otras organizaciones, profesionales y ciudadanos.

Las organizaciones han de ser también permeables a la innovación en modelos y metodologías de aprendizaje de los profesionales y abrirse a la incorporación de nuevas tendencias en formación, tales como:

Microlearning. Se caracteriza por el hecho de que los contenidos se desarrollan en un formato breve (texto y vídeo fundamentalmente), de manera que aunque forman parte de un conjunto integrado pueden consumirse en pequeñas dosis, cada una de las cuales se centra en un solo concepto de aprendizaje. Esta metodología facilita que los profesionales accedan a los contenidos en cualquier momento ya que el tiempo que se necesita para consumirlos es muy corto.

Gamificación. Consiste en la introducción de dinámicas de juego dentro de los contenidos haciéndolos más atractivos, ya que el aprendizaje se adquiere de una forma más lúdica a través del juego. Incluyen estrategias de motivación mediante recompensas y elementos de competición para favorecer el aprendizaje en grupo.

Constructivismo. Se enfoca en el desarrollo de conocimiento mediante actividades basadas en experiencias de contexto. Permite que los alumnos aprovechen el potencial que les ofrecen las distintas herramientas web para controlar la dirección de su aprendizaje.

Comunidades de práctica. Son espacios en los que se aprende a partir de la participación en un grupo. En este tipo de comunidades los participantes comparten una actividad profesional e interaccionan de forma continua aportando en diferentes momentos el rol de profesor o el de alumno.

Realidad virtual y aumentada. La realidad virtual es una tecnología que permite generar entornos y escenas de apariencia real a los que un usuario accede a través del uso de gafas o cascos que pueden ir acompañados de otros elementos que facilitan la interacción dentro del entorno generado. La realidad aumentada hace referencia a la fusión de entornos reales con elementos virtuales, de forma que combinados permiten incluir aspectos digitales al mundo real. Ambos se están empezando a utilizar como forma de aprendizaje de profesionales sanitarios en ambientes de simulación clínica.

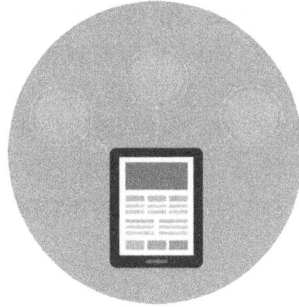

COMPETENCIA Nº 6
PUBLICACIÓN DE CONTENIDOS

Capacidad para crear y distribuir contenidos de salud en diferentes formatos.

Se relaciona con las competencias: gestión de la información, aprendizaje permanente, comunicación eficaz, red, identidad digital y visión innovadora.

La tecnología no solo ha puesto a nuestro alcance la posibilidad de acceder información sino que también ha democratizado los procesos de creación y distribución de información. Las herramientas de producción y publicación son cada vez más accesibles y todos llevamos encima teléfonos que nos permiten crear y consumir contenidos de todo tipo. De esta forma el concepto prosumidor de información (acrónimo formado por la fusión de las palabras productor y consumidor) cobra más sentido y en este momento son muchas las personas que están aportando su valor en diferentes entornos digitales mediante la publicación de contenidos.

En el ámbito de la salud cada vez son más los profesionales que están creando contenidos en diferentes formatos a través de páginas web, blogs, canales de vídeo, libros, etc., y están explorando nuevas formas de hacer promoción de la salud en Internet, extendiendo así el consejo sanitario más allá de los límites físicos de sus centros de trabajo. Por otro lado, algunos pacientes también han dado el salto digital y están desarrollando contenidos con el objetivo de ayudar a otras personas que se encuentran en su misma situación a partir de su propia experiencia.

Existen varias razones por las que los profesionales de salud han empezado a publicar contenidos de salud en cualquiera de los formatos digitales:

1. Disminución de barreras de técnicas: la democratización de la información ha hecho que cualquier persona con unos conocimientos técnicos mínimos pueda desarrollar sus propios contenidos digitales.

2. Conexión con otros pares: la publicación de contenidos a través de Internet y su difusión a través de redes sociales hace que nuestra red profesional se expanda y nos permita conectar con otros personas de nuestro ámbito de trabajo, con los que podemos conversar e intercambiar experiencias.

3. Aprendizaje y actualización de conocimientos: generar conocimiento implica un trabajo de búsqueda e investigación previa que ayuda a mantenernos actualizados, además de todo el aprendizaje técnico que lleva implícito el proceso de publicación digital.

4. Fortalecimiento de la identidad y reputación digital: generar contenidos es una de las mejores formas que tenemos los profesionales para aumentar nuestra visibilidad y posicionarnos como expertos en nuestro campo. Los contenidos que publiquemos se asociarán a nuestra identidad digital, lo que tendrá un impacto positivo directo en nuestra visibilidad y reputación profesional.

5. Aumentar la comunicación en salud: la versatilidad que ofrecen los formatos digitales permiten que sean utilizados como una herramienta más de nuestro trabajo, lo cual nos permite ampliar nuestras capacidades de comunicación en salud.

A la hora de generar contenidos de salud debemos tener en cuenta que uno de los problemas que manifiestan con más frecuencia los ciudadanos cuando llegan a las distintas páginas web es que desconocen el grado de fiabilidad y credibilidad que tiene la información que están leyendo. Para intentar solventarlo podríamos optar por los sellos de certificación y acreditación que emiten algunas organizaciones, o bien adoptar criterios de calidad y transparencia a la hora de publicar nuestros contenidos.

Por otro lado, desde el momento en que publicamos en un blog, red social o cualquier otro formato y enriquecemos nuestros contenidos con distintos recursos como puede ser una imagen o vídeo, hay que tener en cuenta que pueden estar sujetos a distintas licencias de uso que tenemos que respetar. Desde las más restrictivas de tipo Copyright, hasta las más abiertas de contenido libre, pasando por las intermedias llamadas Creative Commons. Es fundamental conocer los diferentes tipos de licencias para poder utilizar adecuadamente todos los recursos a nuestro alcance y para distribuir nuestros contenidos en función de los intereses que tengamos.

El desarrollo de la competencia de publicación de contenidos digitales se convierte así en una oportunidad de adquirir las habilidades necesarias que nos permitan aprovechar todo el potencial que tiene Internet a la hora de comunicar nuestro valor como profesionales de salud, siendo por ello fundamental conocer bien cuáles son los formatos digitales actuales y qué herramientas permiten la publicación de contenidos de salud.

Formatos de publicación digital

Internet y lo digital han puesto a nuestra disposición una serie de nuevos formatos mediante los que podemos comunicarnos y aportar nuestro valor profesional. Formatos que se han desligado de un contexto físico, lo cual hace que estén disponibles para cualquier persona con conexión a Internet en cualquier momento y lugar de una forma muy ágil. Algunos de ellos son una transposición de los formatos físicos a los digitales (como es el caso de un libro), pero otros se configuran como nuevas formas de aportar valor que se adaptan perfectamente al contexto actual (por ejemplo un blog o una publicación en redes sociales).

Blog. Surge en un momento de transición entre la web 1.0 y la web social como el formato perfecto con el que cualquier persona puede comunicar de una forma muy personal y dinámica sobre cualquier tema. Su carácter social, el bajo coste de publicación y la gran versatilidad que tiene han permitido que este formato haya evolucionado y alcanzado a todos los ámbitos sociales, incluido el de la salud. Estas características han hecho que muchos profesionales se hayan aventurado a elegir este formato como medio para compartir contenidos de salud. Algunos de ellos se dirigen a la población general y son una excelente forma de acercar información y recursos de ayuda, haciendo que la información transcienda más allá de los centros sanitarios. En otras ocasiones, los blogs son utilizados como forma de llegar a otros profesionales para generar opinión o como medio de formación sobre distintos temas sanitarios. Algunas instituciones sanitarias también han empezado a utilizar los blogs para llegar a los ciudadanos y aportar contenidos de interés. Y los propios ciudadanos también están impulsando sus propios blogs desde los que muestran su experiencia personal, algo muy valorado por otras personas que comparten una misma condición de salud.

Vídeo. La mejora en la tecnología de grabación de vídeos junto a la gran capacidad actual de transmisión de datos a través de Internet han contribuido a que el vídeo sea uno de los formatos más importantes para mostrar todo tipo de contenidos, permitiendo una comunicación muy directa y visual. Estas características han hecho que muchos profesionales y organizaciones opten por crear y distribuir contenidos de salud bajo este formato, como complemento a la información que producen en sus páginas web o directamente a través de sus propios canales en plataformas dedicadas al vídeo.

Las posibilidades que ofrece el vídeo son enormes y se está usando con éxito en distintas situaciones: para ofrecer consejos de salud a la población desde distintos organismos; como medio para hacer formación en salud; o directamente a partir de los propios profesionales como forma de aportar valor a sus pacientes. Este formato es también ideal para la retransmisión de todo tipo de eventos de salud, de manera que los profesionales pueden seguir jornadas y congresos a distancia desde su domicilio o centro de trabajo.

Existen redes específicas dedicadas al vídeo como YouTube o Vimeo, aunque cada vez son más las redes sociales que están impulsando este formato como elemento protagonista entre sus contenidos, como es el caso de Facebook o Instagram.

Podcast - Audio. Aunque la radio sigue siendo a día de hoy un medio de comunicación muy extendido, en el terreno digital ha tomado la forma del podcast. Un podcast es algo similar a un programa de radio que permite que los usuarios se puedan suscribir a nuestros contenidos a través de distintas herramientas, manteniéndose así al tanto de las novedades que publiquemos. El podcast está creciendo con fuerza durante los últimos años, fundamentalmente porque es un formato muy fácil de consumir, que nos permite hacer otro tipo de cosas mientras estamos escuchando. Y en nuestro ámbito puede tener mucha relevancia si los profesionales empiezan a usarlo para ofrecer consejos de salud o como medio de formación hacia pacientes y profesionales.

Imágenes. Este formato continúa teniendo un papel muy destacado en el medio digital, porque complementa muy bien a otros tipos de contenido como el texto o puede tener una entidad propia, como es el caso de las infografías (que son representaciones visuales en forma de gráficos que se utilizan para describir algo). En salud también constituyen un excelente formato para transmitir conceptos de formación, ilustrar textos y enriquecer otros formatos, como por ejemplo una publicación en un blog.

Existen redes sociales como Instagram y Pinterest dedicadas a compartir fotografías, buscadores temáticos que nos permiten encontrar imágenes de todo tipo y repositorios profesionales en los que podemos obtener imágenes de buena calidad para ilustrar nuestros contenidos de salud.

Libro electrónico. Surge como el formato digital equivalente al tradicional medio en papel, con las ventajas de que permite una mayor difusión a un menor coste y puede ser consumido a través de distintos dispositivos electrónicos. Pero lo que realmente hace relevante a este formato en nuestro ámbito es que, del mismo modo que pasa con otros contenidos, la creación, publicación y distribución de los libros electrónicos puede ser hecha por cualquier persona sin la necesidad de contar con el apoyo de una editorial. Esto ha supuesto que muchos profesionales sanitarios se hayan lanzado a publicar sus propios libros haciéndolos accesibles a millones de personas en todo el mundo.

Publicaciones en redes sociales. Las redes sociales no solo albergan contenidos en distintos formatos digitales sino que también se han convertido en lugares en los que podemos publicar actualizaciones y aportar valor a aquellas personas que nos siguen en ellas. De esta forma, dejan de ser meros canales de distribución y se convierten en plataformas de contenidos en sí mismas, a través de las cuales muchas personas están publicando información y generando conversación en salud.

Implicaciones de la publicación de contenidos para las organizaciones sanitarias

El hecho de contar con profesionales competentes en la publicación de contenidos facilita mucho las cosas a las organizaciones, a la hora de poder generar información y recursos de utilidad para la población o como medio de formación para sus propios profesionales.

El futuro de la promoción de la salud y la mejora en el nivel de autocuidado pasa porque las organizaciones sean capaces de crear contenidos y ponerlos a disposición de la población a través de sus propios sitios web, utilizando además el potencial que tienen las redes sociales para comunicarlos y mejorar su alcance.

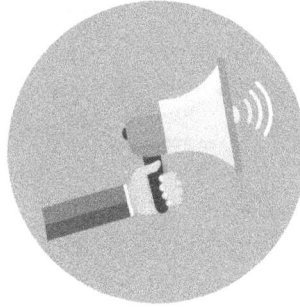

COMPETENCIA Nº 7
COMUNICACIÓN

Capacidad para captar la atención de las personas a las que nos dirigimos y de utilizar la red para difundir contenidos de valor en salud.

Se relaciona con las competencias: publicación de contenidos, red, identidad digital, gestión de información y visión innovadora.

Tal y como planteamos al principio de este libro, del mismo modo que la comunicación ya es digital la salud también es comunicación y conversaciones.

La comunicación ha sido siempre un pilar fundamental a lo largo de toda nuestra nuestra historia y la narrativa en salud sigue vigente. Las historias que antes se desarrollaban en torno al fuego lo hacen ahora mediante nuevos formatos y a través de múltiples canales (lo que llamamos narrativa transmedia). La narrativa en salud se ha transformado con el paso del tiempo, pero mucho más desde que aparecieron tecnologías como Internet y las redes sociales, de forma que se abre paso a través de estos nuevos caminos digitales y tiene el potencial de llegar mucho más lejos que nunca, impactando de forma simultánea en miles de personas. En este momento, los ciudadanos no solo hacen uso de Internet en relación con su salud a la hora de buscar información sino que participan cada vez más en todo tipo de espacios digitales. Las redes sociales, foros de opinión, comunidades de pacientes, interacciones en páginas web, aplicaciones móviles de salud, etc., son buenos ejemplos de cómo fluye la comunicación en salud a través de la web social y cómo las personas buscan conversación y apoyo para mejorar su situación de salud.

Esta conversación incluye también a los profesionales y a las propias organizaciones sanitarias que, en muchos casos, ya están abriendo canales de comunicación para aportar valor a los ciudadanos y resolver sus dudas de salud. La comunicación digital ha roto todo tipo de barreras físicas y temporales y tiene la capacidad de transformar nuestra experiencia dentro del sistema sanitario.

Tanto profesionales como organizaciones sanitarias tenemos ante nosotros una gran oportunidad para conversar con los ciudadanos y hacerles llegar nuestros mensajes de salud de una forma muy directa, por lo que el desarrollo de habilidades en comunicación se convierte en una de las competencias más importantes de nuestro desarrollo profesional.

"Es necesario que adaptemos la comunicación de nuestros procesos y actividades de salud a los nuevos canales por los que transitan los ciudadanos en Internet."

Los nuevos canales de atención

La atención de los ciudadanos está cambiando y los medios de comunicación tradicionales están dejando a paso a los nuevos canales digitales. De esta forma el teléfono móvil se está convirtiendo en la nueva televisión y las redes sociales en los nuevos canales en los que los que pasamos gran parte de nuestro tiempo. Por esta razón, si queremos que nuestros mensajes de salud tengan impacto en la población a la que nos dirigimos, deberíamos entender en cuáles son aquellos espacios por los que transita su atención y utilizarlos para dirigirnos a ellos de una forma mucho más precisa, y tener en cuenta que si realmente queremos captar la atención de los usuarios de estas tecnologías, tenemos que entender cómo se consume hoy en día la información en unos canales que empiezan a estar saturados de información.

Los nuevos medios de comunicación no son meros canales de distribución de contenidos sino lugares por los que fluye la conversación, por lo que resulta necesario que adaptemos nuestros mensajes al contexto y matices de cada espacio digital. Así, cuando hablamos de comunicación lo hacemos en términos de adaptación a la nueva cultura y canales digitales. Los principales medios de comunicación digital que ya están usando los ciudadanos a la hora de buscar información y comunicarse son los siguientes:

- Facebook: es la red social que mayor impacto tiene entre todos los sectores de la población que accede a Internet. Se utiliza fundamentalmente para fomentar las relaciones personales aunque muchos ciudadanos la usan para conectar con otras personas en relación con su salud.

- Twitter: es una red caracterizada por su inmediatez y donde la conversación más importante se produce entre profesionales, aunque también es empleada por organizaciones y pacientes.

- Instagram: una de las redes que más está creciendo porque utiliza el formato visual como forma de comunicar. Algunos profesionales y organizaciones ya la están usando para contar sus historias de salud.

- YouTube: es la red preferida para hacer comunicación a través de vídeo, un formato que continua creciendo y que es elegido por organizaciones, profesionales y pacientes para aportar contenidos de salud de una forma muy visual.

- Foros: se han convertido en auténticos espacios de participación en salud, en los que muchas personas plantean preguntas y otros contestan ofreciendo información y apoyo.

- Blogs de salud: la llamada blogosfera sanitaria continua avanzando y son muchos los profesionales que utilizan este formato. Pacientes y organizaciones también están aportando valor a la salud a través de este medio.

- Comunidades de pacientes: reúnen gran parte de la conversación en salud porque en ellas confluyen muchas personas que comparten intereses alrededor de una misma condición de salud.

- Aplicaciones móviles: muchas de ellas se orientan hacia la participación social de sus usuarios, los cuales comparten datos y conversaciones sobre su salud.

- Mensajería instantánea: las aplicaciones móviles de mensajería instantánea, con WhatsApp a la cabeza, acaparan gran parte de la conversación y comunicación en salud, tanto de forma privada como a través de canales de información e iniciativas de colaboración a través de grupos de apoyo.

Por tanto, cuando planteemos nuevas estrategias de comunicación digital en salud deberíamos hacerlo pensando en que los dispositivos móviles se están convirtiendo en la plataforma más importante desde la que acceden los ciudadanos a la red, lo que supone la ventaja de poder acercar información y recursos justo en el momento en que se necesitan, pero a la vez implica que deberíamos adaptar nuestros procesos de comunicación hacia estas tecnologías.

La comunicación digital en el ámbito de la salud

La comunicación digital tiene el potencial de mejorar la asistencia sanitaria y llegar de una forma mucho más directa a los ciudadanos. Cada vez son más los profesionales y organizaciones sanitarias que están utilizando Internet y las redes sociales para mejorar sus procesos de comunicación, lo cual implica una serie de beneficios como son: un mayor alcance; la inmediatez y cercanía que tienen estos canales a la hora de comunicar; el poder llevar la información de forma ubicua y personalizada; un menor coste en comparación con el uso de otros medios y la interactividad que consiguen con los ciudadanos. Todo ello redunda en una mejora en la imagen y reputación de profesionales y organizaciones de salud.

Los usos más importantes que podemos hacer de Internet y redes sociales para la comunicación en salud son:

1. Comunicación y divulgación de contenidos o noticias de interés, la difusión de campañas de salud, así como el filtrado y prescripción de páginas web y recursos de calidad a los ciudadanos.

2. Interacción con los ciudadanos, estableciendo canales para la atención y resolución de dudas, así como la inclusión de sistemas de recogida de sugerencias y reclamaciones de los usuarios.

3. Estrategias de educación sanitaria y promoción de la salud a través de portales de comunicación, repositorios y aulas de pacientes en los que se incluyen contenidos de salud en distintos formatos. Formación y aprendizaje para pacientes mediante aulas, escuelas de salud y programas de paciente activo.

4. Usos asistenciales: como por ejemplo la extensión o sustitución de servicios de tipo presencial a través de estrategias de telesalud, los proyectos de monitorización remota y las distintas estrategias para la mejora de autocuidados o de promoción de hábitos saludables.

5. El acercamiento de los datos de salud de los ciudadanos a través de sistemas de historia y receta clínica electrónicas y la carpeta de salud.

6. La gestión del conocimiento de los profesionales dentro de las organizaciones, a través de sistemas de comunicación interna como la intranet, formación mediante plataformas e-learning o el impulso de comunidades de práctica.

7. El fortalecimiento de la identidad y la mejora de la reputación digital de profesionales e instituciones sanitarias a partir de estrategias de comunicación y gestión de crisis.

Implicaciones de la comunicación para las organizaciones sanitarias

Una de las principales funciones que cumple Internet en relación con la salud es la divulgación de información. Así, las redes sociales están ayudando a las organizaciones en sus estrategias de prevención y promoción de la salud, poniendo al alcance de los ciudadanos información de calidad sobre hábitos de vida saludables, en busca de una mayor capacitación que derive en una mejora en la toma de decisiones sobre su salud y un mayor nivel de autocuidado.

Son varios los hospitales y servicios de salud que están aprovechando el potencial amplificador que tienen las redes sociales para comunicarse con pacientes y profesionales, con presencia en espacios como Facebook, Twitter, Youtube y también en redes menos usadas en salud como son Instagram, Flickr o Pinterest. A través de estos canales publican información y contenidos de interés sobre los servicios que ofrecen, o van un paso más allá y permiten una bidireccionalidad en la comunicación, dando la posibilidad a los usuarios de aportar información y participar en la conversación.

El uso de los nuevos canales de comunicación por las organizaciones también se beneficia de la misma capacidad de amplificación de Internet, teniendo el potencial de impactar a la vez a miles de personas. Pero para que ésta sea efectiva debe estar alineada con la estrategia de comunicación de la organización y seguir criterios de transparencia y participación. Debería contar también con todos los actores que integran la organización, que han de ser formados en aspectos relacionados con la comunicación. Finalmente, la monitorización y el establecimiento de indicadores debería servir para medir el impacto de las diferentes acciones de comunicación y la propuesta de acciones de mejora.

La utilización de redes sociales para una organización sanitaria supone además una excelente forma de complementar los canales clásicos de comunicación (telefónica o presencial), tanto de manera unidireccional a la hora de ofrecer información al ciudadano, como bidireccional para dar una respuesta mucho más ágil y cercana a los usuarios. Además constituyen un entorno ideal para poder escuchar a los ciudadanos y recoger feedback acerca de los servicios de salud. Las diferentes plataformas y redes sociales disponibles permiten realizar infinidad de acciones en materia de información y comunicación, tanto de forma síncrona en el tiempo a través de herramientas de chat, videoconferencia y mensajería; como asíncrona, la cual se realiza a través de plataformas como blogs, foros, redes sociales, email, etc. Esta última resulta menos interactiva aunque puede ser igual de efectiva.

Pero siempre que se utilicen herramientas y manejen datos de salud de ciudadanos, esta comunicación ha de hacerse cumpliendo la legalidad vigente y manteniendo los principios de seguridad, privacidad y confidencialidad de la información. Incluso cuando las consultas provengan directamente de los ciudadanos habrá que redirigir la comunicación hacia otros entornos más seguros y apropiados.

Resulta fundamental el desarrollo de estrategias de comunicación en las que integremos estos nuevos canales digitales, junto a la elaboración de guías y recomendaciones que orienten a los profesionales, ayudándoles a comunicarse en estos espacios con seguridad. Estas guías deberían incluir además aspectos relacionados con el trato a la información y la imagen corporativa, el uso de Internet y redes sociales para comunicar en salud, elementos relacionados con la seguridad y normas de estilo a la hora de comunicar en salud.

CONCLUSIONES

Tal y como hemos visto a lo largo de este libro, la salud digital va mucho más allá de la tecnología y hace referencia a personas que conectan con personas, a nuevos espacios de participación y comunicación, a la creación de redes de colaboración y en definitiva, a nuevas formas de aportar valor a la salud y de cómo podemos mejorar como profesionales.

Durante los próximos años Internet y el resto de tecnologías digitales seguirán avanzando y el panorama digital se transformará a la misma velocidad. La salud digital tiene todavía mucho camino por recorrer y evolucionará conforme lo haga la sociedad, por lo que como profesionales tendremos que seguir adaptándonos a todos estos cambios.

Por esa misma razón y aunque en este libro hemos abordado las siete competencias más importantes que tenemos que desarrollar en este momento para convertirnos en auténticos trabajadores del conocimiento, la clave de este proceso de adaptación continua no va a residir tanto el aprendizaje de unas habilidades concretas, que se irán transformándo conforme lo haga el panorama digital, sino en nuestra propia capacidad para desaprender y aprender a la misma velocidad que lo haga la salud digital.

Afrontemos el cambio y la adaptación no como un problema sino como un reto y una oportunidad para crecer y aportar valor a la salud a través de las personas, porque eso es en definitiva lo que más nos gusta hacer a los profesionales sanitarios.

LLAMADA A LA ACCIÓN

Este libro nace con un objetivo claro, el de convertirse en una palanca de cambio para que los profesionales sanitarios tengan la oportunidad de acercarse a la salud digital y descubran cuáles son las competencias clave que les pueden ayudar a impulsar su desarrollo profesional y hacer mejor su trabajo.

A través de este libro hemos tratado de mostrar cuál es el panorama actual de la sociedad y la salud digital, y cuáles son las habilidades que tenemos que aprender para ser funcionales en este contexto. Pero esa es tan solo la mitad del trabajo, la otra mitad es conseguir que llegue al mayor número de profesionales posible y que tomemos impulso para conseguir que la transformación hacia la salud digital se haga en las mejores condiciones posibles.

Por esa razón, te invito a que seas parte activa del cambio y compartas este libro con todas aquellas personas a las que consideres que les puede ser de utilidad. Puedes hacerlo a través de todos los canales presenciales y digitales que estimes oportuno y todas las veces que quieras. Porque al final el cambio sucede a partir de la suma de pequeñas acciones.

SOBRE EL AUTOR Y SALUD CONECTADA

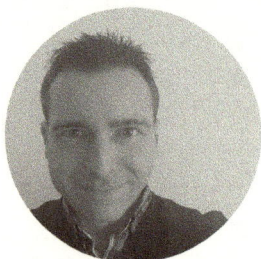

José Mª Cepeda

Enfermero de Emergencias sanitarias y Máster en tecnologías de la información y comunicación en educación. Director del Máster de Salud Digital de la Universidad Europea Miguel de Cervantes y Salusplay. Creador de Salud Conectada.

"
Humanista convencido del valor de las tecnologías de acercamiento para mejorar la salud de las personas, porque nos conectan a un mejor conocimiento y relación entre pacientes, profesionales y organizaciones de salud. Gran defensor de la ética hacker como el mejor camino para impulsar la innovación y la gestión del cambio en salud. Porque siempre hay una manera mejor de hacer las cosas y ningún problema debería ser resuelto dos veces.

En el año 2012 inicia Salud Conectada, un proyecto destinado a dar a conocer la salud digital en todos los ámbitos a través de distintas acciones de formación, con el objetivo de facilitar la participación de los profesionales y dar visibilidad a todas aquellas iniciativas de éxito que están mejorando la salud a través del uso de Internet y otras tecnologías. Poco después publica el Manual de Inmersión a la Salud Digital, un libro gratuito que han leído más de 20.000 personas y que hace un recorrido por todas las aplicaciones que tiene la Salud Digital a partir de proyectos reales que están impulsando los propios ciudadanos, profesionales y organizaciones.

A lo largo de este camino seguimos conectando, descubriendo y aportando nuevo conocimiento. Poniendo en definitiva en marcha las competencias digitales que he tratado de exponer en este libro y que considero imprescindibles para el desarrollo y adaptación al cambio digital de todos los profesionales sanitarios.

Podemos seguir conectados a través de:

Salud Conectada y Manual de Inmersión a la Salud Digital: https://saludconectada.com/

Formación gratuita y lista de correo: https://saludconectada. com/formacion/

Twitter: https://twitter.com/ChemaCepeda
Facebook: https://www.facebook.com/ChemaCepeda
Instagram: https://www.instagram.com/chemacepeda/
LinkedIn: https://www.linkedin.com/in/josemcepeda/
YouTube: https://www.youtube.com/ChemaCepeda
Snapchat: https://www.snapchat.com/add/chemacepeda
Correo electrónico: jmcepeda@saludconectada.com

"
Solo los que se atreven a conectar tienen la posibilidad de descubrir el poder de la red y la cultura de participación en salud.

BIBLIOGRAFÍA Y REFERENCIAS

37 Informes para entender la e-Salud en el mundo. (2015, mayo 27). Recuperado 15 de abril de 2017, a partir de https://saludconectada.com/informes-para-entender-el-impacto-de-la-e-salud-en-el-mundo/

Alvarez, D. (03:47:29 UTC). *Redes Personales de Aprendizaje para el Desarrollo Profesional*. Education. Recuperado a partir de https://www.slideshare.net/balhisay/redes-personales-de-aprendizaje-para-el-desarrollo-profesional

Ararteko. (s. f.). ARARTEKO, Capítulo II. E-inclusión y e-participación. Recuperado 1 de marzo de 2017, a partir de http://argitalpen.ararteko.net/index.php?leng=cast&id_l=75&id_a=2354

Basagoiti I. (2012). *Alfabetización en salud. De la información a la acción [pdf]*. Valencia: ITACA/TSB. Recuperado a partir de Disponible en http://www.salupedia.org/alfabetizacion/

Basagoiti I., C., S. (s. f.). El papel de la información en el empoderamiento del paciente. Recuperado 18 de abril de 2017, a partir de https://es.scribd.com/doc/249135466/El-papel-de-la-informacion-en-el-empoderamiento-del-paciente

Carrillo, A. (2014). *La intranet social*. Barcelona: UOC.
Castells, M. (2006). *La sociedad red : una visión global*. Alianza Editorial. Recuperado a partir de https://dialnet.unirioja.es/servlet/libro?codigo=10378

Cepeda, J.M (2013). TEDxValladolid: El impacto de las tecnologías de acercamiento. Recuperado a partir de https://www.youtube.com/watch?v=cZVbyFUG4eQ

Cepeda, J.M., Meijome, XM, & Santillán, A. (2012). Innovaciones en salud y tecnologías: las cosas claras. *RevistaEnfermeríaCyL*, *4*(1), 28-32.

Cepeda, J.M. (2011, octubre 4). Conociendo al Knowmad: el trabajador del conocimiento y la innovación. Recuperado 2 de marzo de 2017, a partir de https://www.elefectopigmalion.com/knowmad/

Cepeda, J.M. (2014). *Manual de Inmersión 2.0 para profesionales de salud*. (2.ª ed.). Salud Conectada.

Churches, A. (s. f.). Eduteka - Taxonomía de Bloom para la Era Digital. Recuperado 11 de mayo de 2017, a partir de http://eduteka.icesi.edu.co/articulos/TaxonomiaBloomDigital

Contreras, E. (s. f.). Transformación de Conocimiento Tácito en Explícito, Una Revisión Crítica. Recuperado 30 de octubre de 2013, a partir de http://www.dii.uchile.cl/~ceges/publicaciones/111%20ceges%20EC.pdf

Cornella, A. (2012). *La solución empieza por CO. Hacia la sociedad y la economía de la colaboración.* Barcelona: Zero Factory.

De Moraes, D. (2005). *Por otra comunicación: los media, globalización cultural y poder.* Barcelona: Icaria - Intermon Oxfam.

Diamandis, P. (2015, enero 26). Ray Kurzweil's Mind-Boggling Predictions for the Next 25 Years. Recuperado 2 de marzo de 2017, a partir de https://singularityhub.com/2015/01/26/ray-kurzweils-mind-boggling-predictions-for-the-next-25-years/

Digital in 2017: Global Overview. (2017, enero 24). Recuperado 2 de marzo de 2017, a partir de http://wearesocial.com/blog/2017/01/digital-in-2017-global-overview

Drucker, P. F. (2011). *The Age of Discontinuity: Guidelines to Our Changing Society.* Transaction Publishers.

Estudios e informes I ONTSI. (s. f.). Recuperado 15 de abril de 2017, a partir de http://www.ontsi.red.es/ontsi/es/estudios-informes/197

European Connected Health. (2014, enero 23). Connected Health White Paper - EUROPEAN INNOVATION PARTNERSHIP - European Commission. Recuperado 6 de marzo de 2017, a partir de https://ec.europa.eu/eip/ageing/library/connected-health-white-paper_en

Eysenbach, G. (2001). What is e-health? *Journal of Medical Internet Research, 3*(2), e20. https://doi.org/10.2196/jmir.3.2.e20

Ferguson, T. (2007). *e-pacientes. Cómo nos pueden ayudar a mejorar la salud.* Recuperado a partir de http://e-patients.net/u/2011/11/Libro-blanco-de-los-e-Pacientes.pdf

Grau Corral, I. (2011, diciembre 19). La Comunicación en Comunidades Virtuales de Pacientes en un gran Hospital Universitario. El caso de Forumclínic. Recuperado 4 de febrero de 2014, a partir de http://www.tesisenred.net/handle/10803/84047

Guía de redes sociales y salud. (2013, febrero 10). [Web de la Guía de redes sociales y salud]. Recuperado a partir de http://www. guiaredessocialesysalud.es/

Guía de usos y estilo en las Redes sociales de la Generalitat de Catalunya. (s. f.). Recuperado 2 de octubre de 2013, a partir de http://www.gencat.cat/ xarxessocials/es/guia-usos-estil.html

Gutierrez, R. (s. f.). Profesionalismo y «social media» (I). Recuperado 12 de mayo de 2017, a partir de http://www.regimen-sanitatis.com/2013/08/ profesionalismo-y-social-media-i.html

Gutierrez, R, Jimenez, M, Lalanda, M, & Olalde, R. (2014). *Manual de estilo para médicos y estudiantes de medicina sobre el buen uso de redes sociales.* Madrid: Organización Médica Colegial de España.

Health e-People: The Online Consumer Experience - CHCF.org. (s. f.). Recuperado 13 de marzo de 2017, a partir de http://www.chcf.org/ publications/2000/08/health-epeople-the-online-consumer-experience

Health On the Net (HON): HONcode: principios en español. (s. f.). Recuperado 20 de enero de 2017, a partir de https://www.healthonnet.org/ HONcode/Spanish/

INTECO. (2012). *Guía para usuarios: identidad digital y reputación online.* Gobierno de España.

Introducción a la web 3.0. o web semántica. (s. f.). Recuperado 6 de marzo de 2017, a partir de https://prezi.com/wkjjiuipl8sn/introduccion-a-la-web-30-o-web-semantica/

Irekia - Guía de usos y estilo en las Redes Sociales del Gobierno Vasco. (s. f.). Recuperado 2 de octubre de 2013, a partir de http://www.irekia. euskadi.net/es/news/6717-guia-usos-estilo-las-redes-sociales-del-gobierno-vasco?criterio_id=772326&t=1

Krathwohl, D. R Anderson, L. W. (2013). *A Taxonomy for Learning, Teaching, and Assessing: A Revision of Bloom's Taxonomy of Educational Objectives.* Pearson.

Las apps de salud en el día a día del profesional. (s. f.). Recuperado 13 de mayo de 2017, a partir de https://saludconectada.com/2-2-las-apps-dia-dia-del-profesional-salud/

Lluna, S, P., J. (2017). *Los nativos digitales no existen. Cómo educar a tus hijos para un mundo digital.* Deusto.

Magro, C. Et al (2014). *Cultura digital y transformación de las organizaciones. Ocho competencias digitales para el éxito profesional.* Barcelona: Roca Salvaterra.

Manifiesto Cluetrain en Español. (s. f.). Recuperado 6 de marzo de 2017, a partir de http://tremendo.com/cluetrain/

Meskó, B. (2013). *Social media in clinical practice.* Springer London.

Moravec, J. (2013). *Knowmad Society. The new work and education.* On the horizon.

Murcia, C, et al. (2013). *Guía práctica para el uso de redes sociales en organizaciones sanitarias.* Social Media Pharma. Recuperado a partir de http://www.guiaredessocialesysalud.es/

Observatorio Nacional de las Telecomunicaciones y de la Sociedad de la Información (ONTSI) y de la Dirección de Programas de la Entidad Pública Empresarial Red.es, del Ministerio de Industria, Energía y Turismo. (2012). Los Ciudadanos ante la e-Sanidad. Estudio sobre opiniones y expectativas de los ciudadanos sobre el uso y aplicación de las TIC en el ámbito sanitario. Recuperado 30 de diciembre de 2017, a partir de http://www.ontsi.red.es/ontsi/sites/default/files/informe_ciudadanos_esanidad.pdf

ONTSI. (s. f.). Perfil sociodemográfico de los internautas (datos INE 2016) I ONTSI. Recuperado 2 de marzo de 2017, a partir de http://www.ontsi.red.es/ontsi/es/content/perfil-sociodemogr%C3%A1fico-de-los-internautas-datos-ine-2016

Prensky - Digital Natives, Digital Immigrants - Part1.pdf. (s. f.). Recuperado a partir de http://www.marcprensky.com/writing/Prensky%20-%20Digital%20Natives,%20Digital%20Immigrants%20-%20Part1.pdf

Prosumidor. (2017, febrero 2). En *Wikipedia, la enciclopedia libre.* Recuperado a partir de https://es.wikipedia.org/w/index.

Reig, D. (2012). Socionomía: ¿Vas a perderte la revolución social? Grupo Planeta. Recuperado a partir de http://books:google.es/books?id=iZFVfBC86uQC

SaludonMe. (s. f.). Diego Villalón: El paciente impaciente. Recuperado a partir de https://www.youtube.com/watch?v=20SUz3SXbag&t=1s

Servicio Gallego de Salud. (s. f.). Nuevas tendencias en el ámbito del aprendizaje sanitario. Recuperado a partir de https://codigo100.sergas.es/Contidos/Documents/22/Tendencias%20aprendizaje%20sanitario.pdf

Sociedad de la información. (2017, febrero 8). En Wikipedia, la enciclopedia libre. Recuperado a partir de https://es.wikipedia.org/w/index.php?title=Sociedad_de_la_informaci%C3%B3n&oldid=96767689

Stefany Raquel Hernández Requena - El modelo constructivista con las nuevas tecnologías, aplicado en el proceso de aprendizaje. (s. f.). Recuperado 30 de diciembre de 2017, a partir de http://www.uoc.edu/rusc/5/2/dt/esp/hernandez.html

Taxonomía de objetivos de la educación. (2017, abril 15). En Wikipedia, la enciclopedia libre. Recuperado a partir de https://es.wikipedia.org/w/index.php?title=Taxonom%C3%ADa_de_objetivos_de_la_educaci%C3%B3n&oldid=98368331

TEDx Talks. (s. f.). TEDxGalicia - Genis Roca - La sociedad digital. Recuperado a partir de https://www.youtube.com/watch?v=kMXZbDT5vm0

TEDx Talks (2013). TEDxValladolid - José Mª Cepeda: El impacto de las tecnologías de acercamiento. Recuperado a partir de https://www.youtube.com/watch?v=cZVbyFUG4eQ

Topol, E. J. (2012). The creative destruction of medicine. Basic Books.

Traver, V, F. L., L. (2011). El ePaciente y las redes sociales. Fundación Vodafone.

Uday.IO. (2015, octubre 15). Predicting the Future and Exponential Growth. Recuperado 2 de marzo de 2017, a partir de http://uday.io//2015/10/15/predicting-the-future-and-exponential-growth/

UNESCO. (2005). Informe mundial: Hacia las sociedades del conocimiento: Sector de Cultura de la UNESCO. Recuperado 2 de marzo de 2017, a partir de http://portal.unesco.org/culture/es/ev.php-URL_ID=29619&URL_DO=DO_TOPIC&URL_SECTION=201.html

Universidad de los pacientes. (s. f.). Estudio sobre alfabetización en salud de la población española. Recuperado 20 de enero de 2017, a partir de http://www.fundadeps.org/noticias/documentos/174/resultados_encuesta_sias.pdf

Web 2.0. (2017, marzo 2). En Wikipedia, la enciclopedia libre. Recuperado a partir de https://es.wikipedia.org/w/index. php?title=Web_2.0&oldid=97269176

What Is a Chief Knowledge Officer? (s. f.). Recuperado 30 de octubre de 2013, a partir de http://sloanreview.mit.edu/article/what-is-a-chief-knowledge-officer/

What Is Web 2.0. (s. f.). Recuperado 4 de marzo de 2017, a partir de http:// oreilly.com

Wikipedia:Statistics. (2017, diciembre 13). En Wikipedia. Recuperado a partir de https://en.wikipedia.org/w/index. php?title=Wikipedia:Statistics&oldid=815269859

World Internet Users Statistics and 2016 World Population Stats. (s. f.). Recuperado 2 de marzo de 2017, a partir de http://www.internetworldstats. com/stats.htm

World Map of Social Networks I Vincos Blog. (s. f.). Recuperado 4 de marzo de 2017, a partir de http://vincos.it/world-map-of-social-networks/

SALUD**CONECTADA**

www.ingramcontent.com/pod-product-compliance
Lightning Source LLC
Chambersburg PA
CBHW022107210326
41520CB00045B/445